clave

Patricia Pérez (Vigo, Pontevedra, 1972), actriz y presentadora, comienza su carrera en la televisión gallega en 1992. En 1993 es contratada por Antena 3 para copresentar *El gran juego de la oca* y su carrera despega. Ha trabajado en varias cadenas de televisión como presentadora de los programas *Supershow*, *Emisión Imposible*, *Mamma Mia!*, *Bromas Aparte*, *Vuélveme Loca*, las galas de *Eurovisión*, *Las campanadas de Nochevieja*, etcétera. De forma paralela ha desarrollado una carrera dentro del mundo de la nutrición, su gran pasión. Colaboró como coach nutricional en el *reality* de MTV *Alaska y Mario*. Su blog *Yosikekomo*, con el que colabora con *Diez Minutos*, ofrece consejos sobre alimentación y belleza, y cuenta con más de 180.000 seguidores.

Puedes seguir a Patricia Pérez en Twitter, Instagram o en su blog:
🐦 @PatriciaPerezVL
📷 @patriciaperezvl
www.yosikekomo.blogs.diezminutos.es

PATRICIA PÉREZ

Yo sí que cocino

DEBOLS!LLO

Primera edición en Debolsillo: enero, 2017

© 2015, Patricia Pérez
© 2015, Penguin Random House Grupo Editorial, S. A. U.
Travessera de Gràcia, 47-49. 08021 Barcelona
Ayudante de producción: María Casas
Elaboración de los platos: Patricia Pérez

Printed in Spain – Impreso en España

ISBN: 978-84-663-3750-2
Depósito legal: B-19.856-2016

Impreso en Liberdúplex
Sant Llorenç d'Hortons (Barcelona)

P 3 3 7 5 0 2

Penguin
Random House
Grupo Editorial

*Este libro se lo dedico a todos los que me seguís,
me leéis y me escucháis. Gracias a todos y cada uno de vosotros
por hacer que mi pasión se convierta en mi profesión*

*Y a ti, Luis..., sin ti nada de esto hubiera sido posible
Te quiero*

Índice

Introducción

¿UN LIBRO DE RECETAS Y MENÚS?

¿Y qué hace una persona como yo escribiendo un libro de recetas y menús? Esta pregunta es muy parecida a la que me hice cuando escribí *Yo sí que como* y os voy a contestar lo mismo. Simplemente os quiero contar mi experiencia a la hora de cocinar una vez que cambié mi forma de comer.

A estas alturas muchos sabréis que mi relación con la comida ha sido una relación, podríamos decir, de «amor/odio». A mí la comida me ha dado siempre problemas. Me ha sentado mal, me ha hinchado, incluso estuvo a punto de matarme. No voy a volver a contar mi historia porque no quiero aburrir a quienes ya la conocen, y a quienes todavía no lo sepan me gustaría decirles que la pueden encontrar en *Yo sí que como*. En cualquier caso sí me gustaría deciros que gracias a mi experiencia supe valorar la importancia que tiene cualquier cosa que te comas. Todo lo que digieres tiene importancia para bien o para mal. Para bien porque te puede dar salud, puede mejorarte el pelo, la piel, etcétera. Y para mal porque puede crearte problemas, desde estreñimiento hasta estrés, pasando por retención de líquidos o insomnio. La comida tiene un poder extraordinario, más de lo que nos podemos imaginar. Si lo sabemos manejar, tenemos en nuestras manos el arma más potente para sentirnos bien, jóvenes y sanos. Si no la manejamos bien, puede ser un arma destructiva.

He comenzado la escritura de este libro planteando una pregunta que no he terminado de contestar bien. ¿Qué hace una persona como yo escribiendo un libro de recetas y menús? Como decía anteriormente cuando cambié mis hábitos alimenticios, introduje —después de estudiar mucho y formarme en la materia— nuevos alimentos en mi dieta para que me ayudaran a superar mis problemas de intolerancia y alergias, y que me hicieran sentir mejor. Una vez descubiertos e identificados, estudié la forma de cocinarlos porque, aunque tengas un alimento de muy buena calidad, si no lo cocinas de la forma correcta, no te va a servir. Por ejemplo, puedes comprar el mejor solomillo del mercado, pero si lo fríes en una plancha que no esté en condiciones, con un aceite que has dejado demasiado tiempo en la sartén —más tiempo del adecuado—, te has cargado todos los nutrientes que tenía ese trozo de carne fresca.

Otra cosa que aprendí es que tan importante como los alimentos y la forma de cocinar son las mezclas. Eso me hizo investigar nuevos libros de recetas. Dejé de interesarme por los grandes cocineros y empecé a seguir a gente como la doctora Gillian Mckeith con su libro *Eres lo que comes,* Adriana Ortemberg con *La cocina de la felicidad,* Esmeralda Berbel y Ruth Muñóz con *El gran libro de los cereales,* Montse Bradford con *Alquimia de la cocina y la vida,* Karin Leiz con *Las veduras de muchas maneras,* Omar Allibhoy con *Tapas Revolution* y muchos más... Descubrí un mundo nuevo. Recetas espectaculares, buenísimas y facilísimas. Yo, como buena gallega, vengo de una familia en la que mi madre destaca por sus grandes dotes culinarias. Yo no tengo el don de mi madre, me sé defender a duras penas, pero he sido capaz de cocinar estas recetas porque son realmente sencillas. Cuando cocinas productos de calidad nutritiva, las grandes salsas, los platos muy preparados no tienen cabida, con lo cual cocinar se simplifica mucho. Tanto como para que alguien inexperto pueda prepararlos perfectamente.

«YO SÍ QUE COMO»

El título de mi anterior libro viene por una frase que me repetía todo el mundo cuando me veía después de haber vuelto a mi peso original. La frase que casi todos me decían, en especial, los que tenían sobrepeso era: «Tú no debes de comer nada para poder estar así». Y yo siempre les contestaba: «Yo sí que como, pero como bien». Bueno, pues otra de las frases «míticas» que me dicen cuando cuento cómo como es: «Pero eso debe saber fatal» o «es que es comer alpiste». Pues no, en las recetas que os presento a continuación descubriréis que comer sano es MUY sabroso.

Tras muchos años de estudio, de mucho leer, de mucho comer y de mucho cocinar, te ofrezco en *Yo sí que cocino* una colección de mis recetas favoritas, que he recopilado durante todo este tiempo. Las he probado todas y puedo dar fe de que son fáciles de hacer, y además están muy ricas.

Os vais a sorprender con las recetas que vais a encontrar. Con los sabores que vais a conseguir y experimentar. Con lo sanos que os vais a sentir. Porque comiendo bien se pueden conseguir solucionar muchos problemas de salud.

LA COMIDA COMO PREVENCIÓN

La comida es una potente arma de prevención, incluso de solución de algunos de los problemas que mucha gente sufre. Esto es lo que me ha hecho orientar las recetas hacia la solución de ciertos problemas que son los más comunes en la sociedad de hoy en día. El estrés, la retención de líquidos, la acumulación de toxinas, la pérdida de pelo, el mal estado de la piel o el estreñimiento son trastornos que con una buena alimentación se pueden superar. Con unos buenos alimentos, una buena mezcla, una adecuada forma de cocinarlos, lo puedes conseguir y puedes disfrutar al mismo tiempo de los sabores. Te propongo una serie de menús tipo, de una forma generalizada, aunque cada persona es un mundo, porque cada cuerpo tiene una historia diferente.

1

La compra

CÓMO VISITAR EL SUPERMERCADO

La visita al supermercado es muy importante porque es realmente ahí donde empieza todo. En este lugar es donde elegimos los ingredientes de los que vamos a vivir. No se nos puede olvidar nunca que comer es una fuente de vida. De la comida depende nuestra salud, nuestra energía, nuestro estado de ánimo. Por eso nos tenemos que tomar el hecho de ir a la compra como algo muy serio. Imagínate que pudieses ir a un sitio donde se pudiese comprar el aire que respiras. Te ofrecen diferentes tipos de aire, unos muy puros, recién traídos de la montaña, envasados de una forma normal; otros menos buenos con un envase más colorido y, por último, los que están contaminados pero encapsulados en unos envases de gran colorido en un stand en el pasillo central y con una estrella del deporte sonriendo (por decir algún tipo de estrella) en el envase. ¿Cuál cogerías? Pues ahora piensa qué es lo que haces cuando vas a comprar comida.

En los supermercados hay todo tipo de estrategias de marketing para captar la atención del cliente y que terminemos comprando lo que ellos quieren, no lo que necesitamos comprar. Los departamentos de marketing de los supermercados cuentan con grandes profesionales que hacen incluso estudios neuronales para hacernos comprar lo que a ellos les interesa. Y nosotros les hacemos caso.

La próxima vez que vayas al supermercado fíjate en los carros de la gente que hace cola en las cajas. Verás que los productos parecen juguetes más que alimentos. Todo color, envases con diseños de todo tipo de formas y más elementos que los hacen diferentes y llamativos. Realmente es una pena que para vender alimentos se invierta tanto en el «contenedor» y no en el contenido.

Cómo hacer la compra

El primer paso para hacer de una forma correcta la compra empieza en casa. Antes de ir al supermercado hay que hacer una lista con los productos que nos hacen falta. Esto parece una obviedad pero es algo que solemos hacer de memoria y no nos planteamos realmente lo que necesitamos.

Para hacer la lista de la compra hay que tener perspectiva de lo que vamos a comer a lo largo de la semana. Hemos de tener en la cabeza nuestro menú para saber qué productos necesitamos adquirir. Vale la pena pararse un rato y planearlo, como si fueran unas vacaciones. Saber qué vamos a comer un día, qué vamos a comer el siguiente en función de lo que comimos el día anterior. En definitiva, planear un menú variado para los próximos siete días.

Consumir alimentos de temporada

A la hora de pensar en los alimentos —voy a repetir algo que expliqué de forma más extensa en *Yo sí que como*— hay que consumir los alimentos de temporada. Deberíamos volver a hacer la compra como la hacían nuestros padres. Mi madre iba al mercado y en la frutería compraba la fruta y las verduras de la estación en la que se encontraba. En invierno, por ejemplo, le era imposible comprar fresas o un mango porque no había. En

Galicia, que es una zona fría, había manzanas, peras, pero no frutas tropicales. Hoy en día en el supermercado podemos encontrar de todo, sea la época del año que sea. Gran error. La naturaleza es sabia y según la temporada nos da los alimentos que nuestro cuerpo necesita. Si hace frío, nos da alimentos que nos dan calor. Que es época de calor nos da alimentos que nos refrescan. Lo ideal es respetar el ciclo de las estaciones ya que nos ayudará a tener más salud.

Comprar sin hambre

Otra cosa importante que probablemente habréis oído y leído mil veces es ir a hacer la compra sin hambre. Esto nos hace ser más objetivos a la hora de seleccionar los alimentos que tenemos que comprar. Si entras en una tienda de ropa un día frío de invierno, te vas directo a por las prendas que más abrigan, los jerséis más gordos, las cazadoras con más forro. Entras con una necesidad y te olvidas de lo que realmente necesitas para saciar tu necesidad más urgente. Si entras en un supermercado con hambre, la vista es capaz de hacerte hasta salivar. Producto que ves, producto que quieres. Eres una presa fácil para los envases con fotos de alimentos jugosos y para todos los trucos que el marketing alimenticio pone en acción. Por eso es importante ir con tu cuerpo lleno de nutrientes para dejar que la cabeza sea la que decida lo que tienes que comprar y no tus glándulas salivares.

Dedica tiempo

La compra hay que hacerla sin prisas. Ya sé que aquí me vais a decir que no tenéis tiempo, que ir al supermercado os aburre. Pues hay que buscar tiempo porque hacer la compra, como os he dicho al principio, es fundamental. Tened en cuenta que estáis comprando algo que va a entrar dentro de vuestro cuerpo, que va a formar parte de vuestra sangre, de vuestros órganos, de vuestro pelo e incluso de vuestro humor. Dependiendo de lo que compréis, podréis tener estreñimiento o celulitis, por poner un ejemplo. Pero también, dependiendo de lo que compréis, podréis tener un buen pelo, una piel brillante o ir de una forma regular al baño. Por eso, y me gustaría insistir en esto, no corráis a la hora de comprar vuestros alimentos.

Qué alimentos comprar

Yo siempre me decanto por los alimentos frescos, de temporada y si son ecológicos mejor. Como os he dicho, lo ideal es elegir aquellos que da la tierra de la zona en la que vivimos y respetar la época del año. Al ser frescos y haber sido recolectados en el mismo sitio donde los adquirimos, la cantidad de nutrientes que contienen será mucho mayor que si tuvieran que viajar desde el lugar en el que fueron cultivados, que tiene además un clima totalmente distinto al de la zona en la que nosotros residimos.

Leer la etiqueta

Si tengo que comprar productos envasados es innegociable leer la etiqueta. Hoy en día gracias a Internet miramos todo. Podemos buscar información sobre cualquier objeto que compremos o cualquier cosa que hagamos. De una película, de un coche, de un restaurante, de nuestro hotel de vacaciones, etcétera. Consultamos foros, buscamos opiniones o cualquier dato que nos pueda dar información de lo que vamos a adquirir o hacer. Pues hagamos lo mismo con la comida. Cuando vayamos a comprar un producto envasado, leamos con atención lo que viene en la etiqueta. De las etiquetas se saca toda la información que necesitamos y, para eso, no tienes que ser un entendido. Leer una etiqueta es mucho más fácil de lo que parece, simplemente hay que ser racional. Un producto que tenga muchos ingredientes, malo. Por ejemplo, si voy a comprar pavo, no puede ser que tenga más de quince ingredientes. Puede ser entendible algún conservante pero otros ingredientes como potenciadores de sabor, azúcares o almidón de maíz, pues no es normal. Un producto como el pavo tendría que tener la pechuga asada y algún conservante para mantenerlo, pero nada más. Yo no me complico, antes de comer ingredientes que no conozco y que no sé cómo pueden actuar en mi cuerpo, no los compro. No olvidemos que todo lo que comemos va a algún sitio, para bien o para mal. Y aunque lo expulses por las heces, tiene que hacer un recorrido previo dentro de tu cuerpo.

Es muy importante que exista una relación de verdad entre el producto que compras y de lo que está compuesto. Es curioso que el exceso que llevan los alimentos tiene que ver con el sabor y no con los nutrientes. Si lo pensamos con detenimiento descubriremos que algo ahí no cuadra. Ya lo hablamos en *Yo sí que como:* el paladar es importante pero es más importante la salud. Por disfrutar un segundo, que es lo que tarda en pasarte la comida por el paladar, luego dejas dentro de tu cuerpo algo que no te debías comer y que permanece en tu organismo durante días.

No te dejes engañar por otras etiquetas, como por ejemplo, las de bajo en grasa, 0,0. Si no queréis grasa, no os compréis un producto al que se la hayan tenido que quitar porque eso quiere decir que ya ha sido manipulado. Comprad otros alimentos que no la tengan. Es algo lógico pero a la hora de comer no solemos utilizar mucho la lógica.

2

Cómo cocinar para sacar lo mejor de los alimentos

ELEMENTOS QUE HAY QUE TENER EN UNA COCINA

Los utensilios de cocina pueden facilitarnos el trabajo pero tampoco hace falta tener mil cosas. Si se puede genial, y si no, imaginación al poder, que con un pelador de patatas se pueden hacer maravillas.

Batería de cocina

Las cazuelas y sartenes que compremos son muy importantes. De ellas también depende nuestra salud porque con el calor pueden desprender sustancias que nos perjudiquen.

El vidrio, por ejemplo, es uno de los mejores materiales porque apenas se degrada. Después la cerámica, porque tampoco interactúa con los alimentos ni suelta sustancias que contaminen los alimentos. El acero inoxidable es muy estable, así que no nos dará muchos problemas, siempre y cuando no pongamos demasiados ácidos, como el vinagre o el tomate, ya que estos hacen que libere metales de su aleación, por ejemplo, el níquel y eso es perjudicial. Con los que están hechos de hierro y el cobre sucede lo mismo. Para evitarlo no debemos poner ácidos como el vinagre o el tomate en contacto directo con la superficie de la cazuela. Los productos de aluminio no son muy aconsejables, porque, aunque hay muchas teorías, unas a favor y otras en contra, se cree que un exceso de este material puede resultar tóxico en especial para el sistema nervioso. Fuera las cazuelas de barro que llevan en el interior esmalte brillante. Son más bonitas, de acuerdo, pero además de la comida ingerimos también el plomo que llevan, que además de desprenderse con facilidad puede generarnos una intoxicación crónica.

Las sartenes pueden ser antiadherentes, de teflón pero, ojito con las ralladuras, porque pueden terminar provocando cáncer. Siempre y cuando no tengan ralladuras y no sobrepasemos los trescientos grados centígrados son perfectamente aptas.

Cuchillos

Es imprescindible que los cuchillos estén muy bien afilados para hacer cortes limpios. Hoy en día los hay de muchos tipos: los que cortan el pescado, la carne o las verduras que son los que tienen unos hoyuelos en el filo para que se haga una cámara de aire y no se estropeen. Los podemos encontrar de forma fácil. También están los que cortan el queso. En fin, que hay mil cositas.

A COCINAR

Cocinar es más fácil de lo que parece. A mucha gente le da «miedo» meterse en la cocina y eso es un error. Cocinar es maravilloso. No hay que ser un gran chef para preparar un plato exquisito. Yo no soy una gran cocinera, de hecho, soy una cocinera regular. Lo que he aprendido es una cosa básica, si no sabes, no te compliques. Cuanto menos me complico, más rico está todo. En la cocina como en otras muchas cosas, la gran mayoría de las veces, menos es más. Lo simple siempre enamora.

Lo primero que tenemos que hacer es lavarnos las manos. Sí, ya sé que parece una obviedad, pero no siempre se hace. Sobre todo como dice mi madre «la generación de hoy en día». Pues bien, una vez que nos hemos lavado las manos, nos disponemos a elegir los alimentos que vamos a utilizar para elaborar nuestra receta. Ahora como existen tantos programas de televisión de cocina, la disposición de los elementos la tenemos grabada en la retina. Hacer esto nos permite dos cosas muy importantes:

1. Economizamos el tiempo para hacer la receta y no damos vueltas por la cocina desesperados pensando dónde está esto o lo otro.
2. Manchamos mucho menos, cosa importantísima. Al no ensuciar tanto apenas nos cansamos y cada vez nos dará menos pereza ponernos manos a la obra.

Una vez que hemos decidido qué vamos a utilizar, limpiamos los alimentos y tiramos a la basura lo que no queremos. Cuando lo tenemos todo listo empezamos.

CÓMO COCINAR LOS ALIMENTOS DE FORMA SALUDABLE

El tipo de cocción es básico para que todo salga a nuestro gusto y para que el resultado sea una comida rica y sana. Ya profundicé en esta idea de una forma más extensa en *Yo sí que como* en todo un capítulo, así que ahora simplemente os voy a hacer un breve recordatorio. Hay alimentos a los que les viene muy bien la cocción y a otros no tanto. Los productos de origen animal, y las legumbres hay que cocinarlas. Las frutas, verduras, hortalizas y frutos secos no necesitan tanto tiempo.

Las carnes

Las carnes han de estar poco hechas y hemos de cocinarlas sin la parte grasa, no por engordar, sino porque la grasa de los animales es igual que la nuestra, un depósito de toxinas, desechos, además de hormonas, pesticidas y otras sustancias que no queremos en nuestro organismo.

Las podemos comer tipo carpaccio (láminas finas de carne o pescado), steak-tartar (carne picada cruda), marinadas o vuelta y vuelta. Si las cocinamos a altas temperaturas además de perder nutrientes en nuestro organismo, debido a la digestión, se forman compuestos químicos como las nitrosaminas o benzoprienos, que ya solo asustan por su nombre. Son muy malos para nuestro intestino, lo debilitan profundamente y si se consumen con regularidad pueden ser cancerígenos. La carne cocinada al horno o los estofados son fantásticos siempre y cuando no se superen 180 o 190 grados de temperatura. Lo mismo sucede con la olla a presión: no debe pasar los 140 grados. Al vapor o al papillote son muy saludables.

Los pescados

Pasa un poco como la carne. Mi forma favorita de cocinarlos es al vapor. Es muy fácil de hacer y me encanta el sabor que deja en los pescados. Al horno también me gusta cocinarlos, pero nunca subo de los 300 grados. Los crudos están bien siempre y cuando no abusemos, porque tienen tiaminasa, una enzima que bloquea la absorción de la vitamina B1 y esta es una de las básicas para que nuestros nervios estén «relajados».

Los mariscos

Además de desechar siempre los que tengan olores fuertes o colores raros, lo mejor para asegurarnos de su buen estado es mantenerlos vivos en agua limpia y cloro durante cuarenta y ocho horas.

Los huevos

Siempre con certificado ecológico y frescos. Lo ideal es que la clara esté cuajada y la yema poco hecha, así que los muy cocidos no son los más recomendables. La mejor forma de ingerirlos es pasados por agua, al vapor o escalfados, revueltos o en tortilla. De los crudos no se debe abusar porque impiden la absorción de la biotina o vitamina B8, una de las vitaminas de la belleza, además de que nos pueden transmitir bacterias como la salmonela.

Las hortalizas y las verduras

Lo más sano es comerlas crudas en ensalada. Si las cocinamos, mejor poco hechas, escaldadas, al vapor o al horno pero a baja temperatura. Si las cocemos que sea con poca agua y evitemos tirar el caldo resultante de la cocción. Los jugos de verduras son una manera muy sana de beneficiarnos de todas sus propiedades, sobre todo para aquellos a quienes no le gusten las verduras.

Las legumbres

Como tienen muchísima fibra lo mejor es dejarlas en remojo, sobre todo para los que tienen digestiones débiles. Este método facilita que la fibra se rompa y así nos resulte más fácil masticarlas y digerirlas. Es bueno que estén bien cocidas. Las más tiernas, como los guisantes y las habas, pueden comerse crudas pero en cantidades moderadas.

Los cereales integrales

Los cereales siempre integrales y si puede ser, ecológicos. Vale la pena el esfuerzo económico que tampoco es tan grande. Podemos adquirirlos en forma de espaguetis, macarrones, granos, en láminas para hacer lasañas o canelones. También en pan, tortas, vamos, que hoy en día los podemos encontrar de mil maneras. Si los hacemos en forma de pasta la dejamos «al dente» y si es en grano, deberán estar bien cocinados. El pan que no esté nunca muy tostado. También podemos comer los cereales a modo de germinados, de esta forma aprovechamos muy bien todos sus nutrientes.

Las frutas

Las mejores frutas son las frescas y más si son ecológicas. Lo mejor es comerlas crudas, sin pelar y enteras. Si no son ecológicas bien lavadas y peladas para eliminar los pesticidas y demás sustancias que son, por ejemplo, las que le dan brillo. Si las troceamos, es preferible comerlas al instante para evitar que pierdan vitamina C. Si las ingerimos desecadas, que sean de muy buena calidad y le quitaremos la «harinilla» que llevan alrededor. Lo ideal es comerlas fuera de las comidas para que no interfieran en la digestión. En compotas son muy fáciles de digerir.

Los frutos secos

Crudos y sin piel. Si los comemos tostados, mejor cocinarlos en casa.

Los aceites

Los aceites que sean siempre de primera presión en frío obtenidos mediante procedimientos mecánicos. Nunca que humeen. El mejor aceite para freír es el de oliva pero también podemos utilizar el de coco. Al llevar ácidos grasos saturados aguantan mejor las altas temperaturas que los de maíz o girasol. También podemos utilizar la mantequilla, no la margarina, pero si la calentamos que sea a fuego lento para evitar que se queme. Las margarinas llevan una especie de ácidos (trans) que son muy malos para nuestra salud porque debilitan profundamente las paredes celulares, lo que interfiere en la comunicación intercelular.

Lo mejor es cocinar al momento lo que vas a consumir. Hay que intentar evitar recalentar la comida ya cocinada a altas temperaturas, o mantenerla en el fuego un tiempo porque eso hace que pierda vitaminas y enzimas.

«No malgastes más tiempo en la preparación
de los alimentos que para consumirlos»

PITÁGORAS (582 – 497 a.C.)

3

Menú para el estrés

El estrés

El estrés es algo que todos sufrimos en mayor o menor medida. Todo a nuestro alrededor cambia a un ritmo vertiginoso. La velocidad con la que vivimos es cada vez mayor y esto hace que nuestro sistema nervioso sufra. Por no hablar del tráfico, las fechas límite, nuestra situación económica, los hijos, los padres, la familia, la gotera del baño, el recibo de la luz, etcétera. Son demasiadas preocupaciones las que tenemos que gestionar. Que podamos hacerlo no quiere decir que no le pase factura a nuestro sistema nervioso. Bioquímicamente no hemos avanzado tan deprisa, nuestros genes no son tan modernos. Así que si no les ayudamos, lo van a pasar mal.

Los problemas de salud mental (el estrés, depresiones, ansiedad, problemas de sueño, cansancio crónico, pensamientos obsesivos...) se están convirtiendo en el principal problema sanitario de este siglo. Una de cada diez personas los sufre durante toda su vida y una de cada cuatro en algún momento de ella. El estrés por sí solo no es la causa de estas enfermedades, pero cuando se prolonga en el tiempo agota al organismo y nuestro sistema inmunológico se debilita, lo que permite que los radicales libres «campen» a sus anchas.

Lo que comemos nos afecta a todos los niveles. Cuanto antes seamos conscientes de eso mejor nos irá y más fácil nos resultará cuidarnos. A mucha gente le cuesta llevar a cabo una dieta porque solo ven la parte física del alimento. Es decir, las calorías, los hidratos, las grasas o las proteínas que tiene y eso, en lo que concierne al alimento, es solo el principio, lo material, y se olvidan de lo más importante. Es como si tú solo fueras importante por tu físico. Pues con el alimento pasa lo mismo. Aunque sea difícil de creer, el cómo pensamos y sentimos depende de lo que comemos. Lo mismo ocurre con nuestro estado de ánimo y con nuestra estabilidad emocional. La mente y el cuerpo son uno, no se pueden separar, por tanto, cómo nos alimentemos repercutirá en nuestro estado de ánimo.

Hay dos tipos de estrés: el estrés agudo y el estrés crónico

En el estrés agudo se produce un aumento de la secreción de adrenalina debido a un agente estresante físico agudo. El hipotálamo se activa y a través del sistema nervioso autónomo se estimulan las glándulas suprarrenales de las que sale la adrenalina. Esta reacción es muy rápida, la respuesta del cuerpo es inmediata sobre el corazón, los músculos y el hígado y provoca liberación de azúcar. Cuando esto sucede el organismo activa la «huida» del agente estresante o el combate contra él.

También aquí se genera acetilcolina para que estimulando los ganglios nerviosos del sistema nervioso autónomo, este produzca noradrenalina, una hormona que te pone en alerta y que si se produce en demasía te agota el organismo.

El estrés crónico es el que se nota menos pero no termina de desaparecer. Cuando nos preocupamos o pensamos acerca de situaciones estresantes, se activan las mismas respuestas físicas en el organismo que con el agudo y son igual de devastadoras. El estrés crónico afecta al flujo de la sangre que llega al cerebro con lo que disminuye la función cerebral y hace que este envejezca de forma prematura. Por eso es tan importante desconectar del trabajo, la familia y de cualquier cosa que nos meta en el círculo vicioso de las preocupaciones. Hay personas que lo consiguen con facilidad, a otras nos cuesta más, pero en nuestra mano está el conseguirlo. No es tan difícil.

ALIMENTOS QUE AYUDAN A REDUCIR EL ESTRÉS

Vitaminas, sobre todo del grupo B

Para que os hagáis una idea de lo importante que son las vitaminas del grupo B aquí va un pequeño apunte de los efectos que se producen en el organismo cuando no se consume la cantidad suficiente. La vitamina B1 es muy importante para la «alegría de vivir» además de aportar elasticidad a los músculos del corazón y su déficit provoca cambios de humor y mal procesamiento de la glucosa. La vitamina B2 es la del «motor de la vida», mantiene saludables los glóbulos rojos, interviene en la formación de la tiroxina, hace que los aminoácidos se conviertan en neurotransmisores y su déficit puede causar depresión, pérdida de concentración, caída de pelo. La vitamina B3 ayuda a liberar energía de las células, a producir enzimas, reduce el colesterol o controla la glucosa en sangre. Es la vitamina que le aporta «felicidad a los nervios». Su déficit puede ocasionar insomnio, nerviosismo, confusión, desequilibrio del metabolismo del litio, llagas en la boca o alteraciones en la piel. La B5 ayuda a convertir las grasas o carbohidratos en energía, mejora el rendimiento atlético, y ayuda a retrasar el envejecimiento, es indispensable para la salud de las cápsulas suprarrenales (de donde salen las hormonas del estrés). Su déficit provoca rigidez articular, o encanecimiento prematuro. La vitamina B6 ayuda a la comunicación del sistema nervioso. La carencia de B6 está relacionada con la depresión debido a un déficit de serotonina. La B9 también está relacionada con la depresión, dolor de cabeza o irritabilidad. La B12 desempeña un papel fundamental en la producción de mielina (es una vaina que recorre los nervios para acelerar la información), por tanto, está relacionada con la pérdida de memoria, delirios, confusión, fatiga.

La vitamina B la encontramos en los cereales integrales ecológicos, germen de trigo, levadura de cerveza, alfalfa, soja, algas, semillas de girasol, espárragos, frutos secos, aguacate, coles, brócoli, espinacas, patatas.

Los aminoácidos

Los aminoácidos como fenilalanina, triptófano, leucina o lisina desempeñan un papel importantísimo en la química cerebral ya que gracias a ellos se forman los neurotransmisores que forman la dopamina, un energético natural; la serotonina, que es un estabilizador del estado de ánimo; las endorfinas o el gaba (ácido gamma-amino-butírico) que es un sedante natural; el triptófano, que mejora la depresión, el insomnio o la ansiedad. Induce al buen humor ya que es un precursor de la serotonina y este de la melatonina.

Los fosfolípidos

Actúan como lubricantes celulares y constituyen la base de sus membranas. Además de actuar como mensajeros de señales ayudan a la bilis a solubilizar el colesterol. Los fosfolípidos los encontramos en la yema de huevo, en las lecitinas, las semillas de calabaza, el krill, la soja...

Ácidos grasos omega 3

Los ácidos grasos omega 3 intervienen en la estructura de las membranas celulares y es crucial para la salud que se mantengan en buen estado ya que cualquier desajuste en su morfología puede desencadenar una falta de control en el medio interno y un déficit de los ansiados neurotransmisores, especialmente de la serotonina. Los encontramos en los pescados de agua fría (salmón, sardina, bacalao, arenque), en las semillas de lino, de chía, en las algas y el kril.

Los neurotransmisores son las sustancias químicas que transmiten información de una neurona a otra y atraviesan el espacio que las separa. Son como los puentes. Estos para que se desplieguen necesitan calcio.

En fin la química cerebral es muy complicada y se escapa a nuestro control por eso para gestionar el estrés son básicos los alimentos que comemos además de lo que respiramos y de nuestras relaciones sociales. Si mantenemos en buen estado este triángulo seguro que lo tenemos bajo control.

Y, por supuesto, los minerales de las frutas, verduras y hortalizas que nos ayudan a «afinar» la mente.

ALIMENTOS PARA EVITAR EL ESTRÉS

Cereales o granos integrales: arroz integral, trigo sarraceno, en especial, la avena. El pavo, el pescado, la carne no más de dos veces a la semana y de calidad.

- Soja
- Garbanzos
- Patata
- Maíz
- Lechuga
- Hinojo
- Apio
- Col, brócoli y crucíferas en general
- Zanahoria
- Rábanos
- Calabaza

- Papaya
- Almendras y nueces
- Semillas (pipas de girasol, sésamo, chía...)
- Ácidos grasos esenciales

ALIMENTOS QUE HEMOS DE EVITAR PARA ESTAR MÁS TRANQUILOS

Los azúcares refinados, harinas blancas, grasas trans. No es bueno abusar del jamón serrano, anchoas, escabeches, comida china, comida preparada, snacks, este tipo de alimentos suelen llevan mucho glutamato.

Aunque el glutamato es un aminoácido principal en la neurotransmisión del cerebro, un exceso del mismo provoca sobreestimulación de las neuronas del sistema nervioso central.

Tampoco es bueno abusar de los azúcares refinados ya que disminuyen el calcio y la vitamina B. Prescindir del cacao, del té, del café y del tabaco a diario.

DESAYUNOS

GALLETAS DE AVENA

INGREDIENTES

100 grs de mantequilla
1 taza de azúcar moreno de caña
2 huevos
1 taza de harina de avena
½ taza de copos de avena
1 pocillo de pasas o ciruelas
canela y vainilla
una cucharadita de levadura madre o levadura en polvo ecológica

Preparación

Empezamos por precalentar el horno a 180 grados. Luego ponemos por un lado la mantequilla, los huevos y el azúcar en un recipiente hasta obtener una consistencia cremosa. Reservamos. Por otro lado, en otro recipiente unimos la harina con la levadura y los copos de avena, removiendo con una cuchara para que se mezcle muy bien. Luego le incorporamos las pasas, la canela o la vainilla. Esto lo podemos batir a velocidad media o cortar las pasas con cuchillo. Mezclamos el contenido de los recipientes y volvemos a unificarlos con la cuchara. Con la ayuda de este mismo utensilio vamos haciendo porciones que colocaremos en una fuente de horno engrasada o sobre un papel para el horno. Hay que dejar espacio entre galleta y galleta porque la mezcla se expande con el calor. Luego lo metemos en el horno y lo dejamos unos 10 minutos. Después de esto lo sacamos y lo dejamos reposar.

Avena

La avena es el cereal más rico en proteínas, grasas, calcio (indispensable para que el corazón genere señal eléctrica), hierro, vitamina B1. Equilibra el sistema nervioso, además de proteger las mucosas digestivas (las grandes olvidadas cuando sufrimos estrés). Es bien tolerada por los diabéticos, además ayuda a reducir los niveles de colesterol gracias a su salvado.

PORRIDGE

INGREDIENTES

200 ml de agua o bebida vegetal (o 100 ml de agua y 100 ml
    de bebida vegetal)
10 cucharadas de avena gruesa
almendras (o nueces o piñones) al gusto
manzana o plátano
canela al gusto

Preparación

Mezclamos el agua o la bebida vegetal con la avena. Lo calentamos
5-7 minutos a fuego lento. Mientras vamos cortando la fruta y los
frutos secos.

Retiramos el líquido empleado y los copos del fuego, lo ponemos en una taza y añadimos la fruta, los frutos secos y la canela.

Las almendras

*Fortalecen el sistema nervioso, disminuyen el colesterol, son los
únicos frutos secos que no acidifican la sangre y protegen el corazón.
Tienen vitamina E, un gran antioxidante.*

PASTEL DE ALGARROBA

INGREDIENTES

300 grs de harina integral de avena
2 cucharadas de algarroba tostada
2 huevos (o 8 vasos de bebida vegetal)
150 grs de harina de avena fina
½ l de leche de avena
2 cucharadas de jugo de jengibre (lo podemos rallar)
ralladura de 1 limón (o al gusto)
1 poco de aceite (más o menos un pocillo de café)
150 grs de azúcar integral de caña
levadura madre

Preparación

Mezclamos bien las harinas con la levadura. Agregamos el jengibre
y la ralladura de limón. Aparte, mezclamos bien los ingredientes
líquidos con el azúcar de caña, los huevos y la bebida de avena.
Unimos las dos mezclas hasta que quede una masa tierna. Colocamos la masa en un molde aceitado. La cocinamos en el horno suave
unos 30-40 minutos.

La algarroba

*La algarroba es de la familia de las leguminosas. La harina se ela-
bora a partir de la pulpa, es energética y antidiarréica. Es el gran sustitu-
to del chocolate. Tiene proteínas, azúcares y minerales como el calcio, el
hierro y el fósforo y vitaminas como las del grupo B.*

BATIDO DE YOGUR, PLÁTANO Y AVENA

INGREDIENTES

1 yogur fresco desnatado natural ecológico
2 plátanos
250 ml de leche de avena
1 cucharadita de miel ecológica

Preparación

Pelamos y picamos los plátanos. Ponemos los ingredientes en un recipiente alto y batimos hasta obtener una sustancia cremosa.

Yogur

El yogur favorece la producción de vitamina B gracias a las bacterias que contiene, como la biotina, la colina o el ácido pantoténico (B5) necesarios para las neuronas.

Plátano

El plátano es una buena fuente de vitamina B6, hidratos de carbono, potasio y magnesio, nutrientes cuya carencia favorece la ansiedad.

PLATOS PRINCIPALES

CALDO DE AVENA CON VERDURAS

INGREDIENTES

100 grs de avena
100 grs de champiñones
2 hojas de acelgas
50 grs de calabaza
2 nabos
1 cebolla
1 ½ de agua mineral
aceite sin refinar (puede ser de oliva o de sésamo)
sal sin refinar o tamari

Preparación

Lavar la avena. Si queremos la podemos dejar en remojo la noche anterior. La escurrimos bien. Luego cortamos los champiñones en cuartos, la calabaza, los nabos (en trocitos más grandes porque si no se deshacen demasiado) y partimos las acelgas con las manos. Ponemos un poco de agua en la cazuela, incorporamos la avena y las verduras, la sal y removemos. Pasados dos o tres minutos le ponemos el agua restante y cuando empiece a hervir bajamos el fuego y lo dejamos a fuego medio unos 30 minutos. Después salteamos la cebolla con un pelín de aceite y se lo añadimos a la sopa con el tamari. Dejamos reposar unos minutos y servimos. Antes de hacerlo podemos ponerle la especia que más nos apetezca en ese momento.

Este caldo está muy bueno y podemos cambiar los ingredientes a nuestro antojo, en lugar de avena, arroz; en lugar de calabaza, zanahoria. Le podemos poner col, puerros, etcétera.

Calabaza

La calabaza ayuda a controlar la hipertensión, tiene mucho potasio, beneficioso para la salud del corazón.

TARTA DE SARDINAS SOBRE TOMATE

Ingredientes

8 sardinas grandes
1 hoja de pasta filo de 60 por 40
2 cucharadas de aceite de oliva virgen
2 tomates grandes
1 lata de ensalada de algas
2 cucharadas de avellanas recién tostadas
6 hojas de estragón fresco
cebollino picado

Preparación

Escamamos las sardinas bajo agua fría. Con la ayuda de un cuchillo fileteamos las sardinas (o le podemos decir al pescadero que nos las dé ya preparadas). Guardamos los filetes en la nevera hasta usarlos. Con la ayuda de un pincel, quitamos el exceso de harina de la pasta filo. Con el mismo pincel, pintamos la pasta filo con aceite. Cortamos la pasta en tres trozos iguales y los ponemos uno encima del otro. Una vez superpuestos, los prensamos bien y los cortamos con la ayuda de un cortapastas o un buen cuchillo. Cocemos los discos de filo en el horno a 160 grados durante cuatro minutos o hasta que queden dorados y crujientes. Los sacamos del horno y los guardamos en un lugar seco y fresco.

Limpiamos los tomates y los cortamos en ocho trozos. Ponemos las sardinas a punto de sal. Las cocinamos en una sartén con una gotita de aceite, siempre por la parte de la piel. Por otro lado, ponemos los tomates repartidos por encima de la pasta filo. Abrimos la latita de ensalada de algas, la escurrimos y la colocamos por encima de la pasta y los tomates. Colocamos las sardinas encima de las algas. Repartimos las avellanas troceadas, unas gotitas de aceite de oliva, el cebollino picado y las hojas de estragón. Para los amantes del mar este plato es exquisito y muy nutritivo.

Sardinas

Las sardinas son muy buenas para el corazón, el cerebro y la vista. Ricas en omega 3, en su espina contienen calcio y fósforo en cantidades nada despreciables. Previenen el envejecimiento.

CREMA DE LECHUGA

INGREDIENTES

1 lechuga grande o dos pequeñas
2 nabos (o patata)
½ cebolla
3 zanahorias
almendras o semillas
1-2 cucharadas de miso blanco (opcional)
1 cucharada de aceite de oliva
sal marina
1 hoja de laurel

Preparación

Ponemos en la cazuela una cucharada de aceite con la cebolla y la salteamos un poco a fuego bajo. Añadimos el nabo o la patata, las zanahorias y el laurel. Lo cubrimos de agua mineral y dejamos cocer a fuego lento unos 15-20 minutos. Luego echamos la lechuga la dejamos unos 5 minutos. Lo retiramos y al final le ponemos el miso blanco y las almendras picadas o semillas. Si no tengo lechuga esta receta la hago con cogollos de Tudela pero en lugar de prepararla como crema la dejo en sopa y los corto en juliana.

Yo siempre hago las cremas de la misma forma. Pongo poca agua para cocer las verduras, empezando por las más duras, cuando ya están tiernas le pongo más agua mineral. Pienso que me quedan más sabrosas. También varío las plantas aromáticas. En casa nunca falta el laurel, el tomillo o jengibre. También le suelo poner semillas de chía, lino o sésamo. Siempre con sal sin refinar.

La lechuga en crema o sopa es ideal para dormir porque ayuda a conciliar el sueño.

PASTA DE TRIGO SARRACENO CON TIRABEQUES

INGREDIENTES

250 grs de pasta de trigo sarraceno
tirabeques

Preparación

Antes de preparar la pasta ponemos los tirabeques al vapor o en una cazuela con muy poca agua a fuego alto. Después de 4 minutos retiramos. Tienen que quedar al dente. Ponemos el agua a hervir con un poco de aceite y cuando llegue a ebullición, echamos la pasta. Bajamos el fuego. La removemos con cuidado. Pasados 10 minutos la retiramos del fuego y la escurrimos. Para emplatar le ponemos aceite y si queremos un poco de salsa tamari y nuestras hierbas aromáticas favoritas.

Los tirabeques pertenecen a la familia de los guisantes, tienen vitaminas del grupo B y fibra, además de un sabor dulzón.

PASTA DE ESPELTA CON AGUACATE

INGREDIENTES

250 grs de pasta de espelta
1 paquete de tofu fresco
cebolla
1 aguacate
semillas de sésamo y chía
levadura de cerveza
aceite de oliva
sal

Preparación

Ponemos agua a hervir en una cazuela con la sal. Cuando esté en ebullición, echamos la pasta de espelta. La dejamos 10 minutos cociendo. Escurrimos. Abrimos el aguacate. Una mitad la partimos en trozos y la otra la reservamos. Picamos la cebolla y la salteamos 3 minutos, luego incorporamos el tofu, previamente picado en trozos no muy pequeños y lo retiramos para mezclar con una parte del aguacate que hemos reservado y lo mezclamos. Le añadimos un chorro de aceite y las semillas de sésamo y chía. Removemos hasta conseguir una pasta homogénea. Mezclamos en un bol la pasta de espelta con la mezcla de aguacate, cebolla y semillas y la otra parte del aguacate en trozos. Añadimos la levadura de cerveza por encima y un chorro de aceite de oliva.

La levadura de cerveza tiene una gran cantidad de proteínas y vitaminas del grupo B, minerales como el cromo que ayuda a controlar el azúcar en sangre.

PECHUGA DE PAVO MARINADA

INGREDIENTES

1 pechuga de pavo
1 cebolla
200 grs de tomate
1 calabacín
4 cucharas de aceite de oliva
4 cucharas de salsa de soja
4 hojas de albahaca
aceite de oliva
papel para horno

Preparación

Ponemos la pechuga de pavo impregnada en salsa de soja en un recipiente y la dejamos marinar media hora. Pincelamos una sartén con aceite de oliva y doramos la pechuga por las dos caras. Reservamos. Pelamos la cebolla y la cortamos en trozos. Cortamos los tomates en cuartos y el calabacín en rodajas gruesas e incorporamos las hojas de albahaca. Calentamos el horno a 180 grados. En una fuente ponemos la pechuga junto a la cebolla, el tomate y el calabacín. Unimos todo esto a la salsa de soja con la que habíamos marinado la pechuga de pavo. Lo cubrimos todo con papel de horno. Y lo dejamos hornear durante 25 minutos. Pasado este tiempo quitamos el papel y lo dejamos cinco minutos más. Cortamos la pechuga en rebanadas y servimos con las verduras como guarnición.

Esta receta se puede hacer con pechuga de pollo pero el pavo tiene más cantidad de triptófano, un aminoácido muy importante para que se forme la serotonina y de esta la melatonina, fundamental para dormir.

GUISADO DE TOFU

1 barra de tofu desmoronada
1 taza de pan rallado
½ taza de salsa de bechamel de almendras (ver receta de salsas)
¼ de cebolla finamente picada
¼ cucharadita de sal
¼ de cucharadita de aceite de oliva virgen extra

Preparación

En una sartén salteamos la cebolla, mezclamos todos los ingredientes y los ponemos en una fuente refractaria engrasada con aceite. En la bandeja del horno pondremos agua para colocar y cocinar al baño maría, calentamos el horno a 175 grados y hornearemos durante 45 minutos.

Tofu

El tofu es un producto que se obtiene a partir de la soja. Tiene gran cantidad de proteínas, más que la carne animal. Es de buena digestión y absorción. Debe ser de máxima calidad, no transgénica.

TOFU CON SETAS SHIITAKE

3 setas shiitake
1 taza de guisantes frescos
1 zanahoria picadita
1 taza de agua
1 cucharadita de aceite de sésamo
1 barra de tofu
¼ de cucharadita de sal fina
1 cucharadita de salsa de soja

Preparación

Primero pondremos las setas en remojo durante 20 minutos. Escurrimos y conservamos el agua. Cortamos las setas finamente y reservamos los tallos pequeños para el caldo. Salteamos las setas durante dos minutos y añadimos los guisantes y la zanahoria salteándolos otros dos minutos. Añadimos del agua reservada, una tercera parte y la sal, tapamos y cocinamos durante 20 minutos. Agregamos la salsa de soja. Mientras tanto batimos el tofu con el resto del agua de las setas y hacemos un puré. Echamos este puré en la cacerola de las verduras mezclándolo bien y lo cocinamos durante cinco minutos.

Aceite de sésamo

El aceite de sésamo tiene omega 6 y omega 9. Posee propiedades relajantes que nos ayudan a combatir el estrés, la ansiedad o el nerviosismo.

DELICIAS DE POLLO

INGREDIENTES

2 pechugas de pollo
10 tomates cherry
1 puñado de hojas de albahaca
½ vaso de agua
1 vaso de caldo de miso (o casero)
1 puñado de brotes de judía mung o brócoli
1 puñado de espinacas crudas

Preparación

En una bandeja de horno ponemos papel para horno. Colocamos las pechugas de pollo encima. Desmenuzamos las hojas de albahaca. Cortamos por la mitad los tomates cherry. Los brotes de judía mung o el brócoli los ponemos junto con los tomates. Calentamos el agua y lo mezclamos con el miso. Lo vertemos encima del pollo. Envolvemos el pollo con el papel de aluminio y lo horneamos a 200 grados durante 25 minutos. Servimos el pollo sobre un lecho de espinacas crudas o ligeramente cocidas y acompañada de una ensalada fresca.

SALMÓN CON NARANJA Y SALSA DE SOJA

INGREDIENTES

4 trozos de salmón
2 naranjas
salsa de soja

Guarnición

puerros cocidos

Preparación

Ponemos el salmón con la salsa de soja y la naranja en un bol. Lo dejamos reposar 20 minutos. Pasados los 20 minutos pasamos el salmón por la plancha a fuego medio. Y lo servimos.

Salmón

El salmón tiene omega 3, básico para la estabilidad celular, pero para que no se pierda es muy importante no someterlo a altas temperaturas.

GARBANZOS CON AZAFRÁN

INGREDIENTES

250 grs de garbanzos (a remojo la noche anterior)
2 tiras de alga kombu
2 zanahorias
2 chirivías
2 cebollas
plantas aromáticas
2 cucharadas de miso
azafrán
perejil
aceite de oliva
pizca de sal marina

Preparación

Lavamos los garbanzos y los colocamos en una olla a presión con el alga kombu. Los cubrimos totalmente de agua y los llevamos a ebullición sin poner la tapa. Retiramos todas las pieles que puedan estar sueltas sobre la superficie. Tapamos y cocemos a presión durante 1 hora y media. Hasta que estén blandos.

En una cazuela sofreímos las cebollas con un poco de aceite de oliva y una pizca de sal marina durante cinco o seis minutos. Luego añadimos las zanahorias, las chirivías, las plantas aromáticas, el azafrán al gusto y los garbanzos cocidos (junto con su líquido) y el alga kombu troceada. Tapamos y cocemos a fuego lento unos 30 minutos. Pasado ese tiempo retiramos. Con un poco de líquido de la cocción mezclamos el miso y luego lo incluimos a la cazuela. Removemos suavemente. Servimos con perejil picado.

Azafrán

El *azafrán estimula el sistema digestivo, previene las piedras en el riñón. Es un gran antioxidante, además de sedante. Dioscórides ya lo utilizaba para el insomnio.*

SOPA DE INVIERNO

INGREDIENTES

1 cebolla mediana
3 tallos de apio
1 zanahoria mediana
8 dientes de ajo
2 cucharadas de jengibre
¾ cucharada de pimienta blanca
10 champiñones cortados
tofu
aceite de oliva virgen
brotes de guisantes
rábano en lonchas

Preparación

Calentamos el aceite a fuego medio. Añadimos la cebolla y el apio, la zanahoria, el ajo, el jengibre y los champiñones. Salteamos hasta que esté suave, pero sin llegar a dorar. Agregamos la pimienta blanca más 10 tazas de agua. Mantenemos el calor durante 15 minutos a fuego lento y mientras tanto vamos removiendo de vez en cuando. Servimos con brotes de guisantes, rábano en lonchas y un chorrito de aceite de oliva.

Si la hacemos en verano le podemos añadir maíz o tomate, o brotes de trigo y quitarle o rebajarle el jengibre.

HUEVOS RELLENOS DE ATÚN Y ALGAS

INGREDIENTES

3 huevos
3 cucharadas de tartar de algas al natural de bote
40 grs de atún en aceite de oliva
1 cucharada sopera de mayonesa casera
1 pizca de cebollino
variado de lechugas (al gusto de cada uno)
aceite de oliva
vinagre
sal

Preparación

Limpiamos los huevos en agua fría. Por otra parte, ponemos en un cazo el agua a hervir. Una vez en ebullición, echamos la sal y metemos los huevos. Los cocemos durante 10 minutos. Los retiramos del agua y los pelamos.

Cortamos cada huevo por la mitad. Con la ayuda de una cucharilla de café, sacamos la yema sin romper la clara. Lo guardamos en la nevera.

Con la ayuda de un tenedor desmigamos el atún y lo escurrimos. Le añadimos el tartar de algas, el cebollino picado y la mayonesa. Lo mezclamos y guardamos en la nevera. Más tarde cogemos las claras y las rellenamos con la mezcla resultante del atún, las algas, el cebollino y la mayonesa. Picamos las yemas cocidas y las repartimos por encima de los huevos. En la presentación añadimos la lechuga aliñada con el aceite y el vinagre.

ENSALADA DE ORZO CON TOFU

INGREDIENTES

½ taza / 120 ml de aceite de oliva
1 poco de azúcar moreno / miel
340 grs de orzo pasta seca
450 grs de espárragos delgados, cortados en trozos de unos
    4-5 cm o calabacín o brócoli
85 grs de queso de cabra, desmoronado
cebollino fresco picado y piñones tostados (opcional)

Aderezo

vinagre
azafrán
diente de ajo
sal
zumo de limón
mostaza

Preparación

Para hacer el aderezo poner el vinagre y el azafrán en un cacito a fuego suave, llevar a ebullición y retirar de inmediato del fuego y dejar enfriar. En un tazón espolvorear el diente de ajo con la sal junto con el vinagre y el azafrán (ya frío) y añadir el zumo de limón y la mostaza. Batir juntos, después la iremos añadiendo poco a poco en el aceite de oliva. Probaremos y si nos resulta demasiado fuerte podemos suavizar la acidez con un poco de azúcar o un chorrito de crema vegetal. La dejaremos a un lado. Después pondremos a hervir una olla grande con abundante agua, le echaremos sal y añadiremos la pasta. Cocinaremos hasta que esté al dente. Solo 30 segundos antes de que termine la cocción de la pasta incorporaremos los espárragos. Escurrimos, enjuagamos con agua fría, y lo volveremos a escurrir. Colocamos la pasta en un bol grande, la mezclamos con la vinagreta de azafrán y la dejamos también a un lado o bien la refrigeramos mínimo durante 30 minutos (e incluso un día). Mezclaremos de nuevo y añadiremos algo más de sal si fuera necesario. Se puede servir ligeramente frío, a temperatura ambiente o incluso recalentada en una sartén (muy bueno), cubierta con pequeñas cucharadas de queso de cabra. Un puñado de cebollino picado y piñones tostados rematarían el plato.

Orzo

El orzo es un grano muy parecido al arroz, absorbe muy bien los sabores de los alimentos, así que también lo podemos utilizar para hacer rellenos.

COCA DE TOFU A LAS FINAS HIERBAS

INGREDIENTES

250 grs de copos de avena
375 grs harina de avena
250 grs de tofu a las finas
   hierbas
150 grs de tofu
4 cebollas
0,25 l de agua
0,25 l de aceite de oliva

2 cucharaditas de semillas de
   sésamo
1 taza de leche de avena
1 cucharadita de kuzu
orégano
sal
salsa tamari

Preparación

En un recipiente hondo ponemos los copos, la harina de avena, el sésamo y la sal. Lo mezclamos todo muy bien con las manos. Hacemos un agujero en el centro y añadimos el aceite y el agua. Volvemos a remover hasta formar una masa. Lo dejamos reposar 15 minutos. Encendemos el horno. Mientras se calienta, cortamos las cebollas finas y las salteamos con unas gotitas de aceite hasta que estén bien doradas. Luego añadimos unas gotitas de tamari. Por otro lado, diluimos el kuzu con la leche de avena y lo ponemos en el salteado de cebolla. Removemos hasta que espese. Reservamos. Partimos el tofu en trocitos y lo salteamos con unas gotas de aceite y tamari. En un molde, previamente aceitado, extendemos la masa y ponemos una capa de cebollas, otra de tofu, hasta que se acabe el relleno. Lo metemos en el horno y lo dejamos 15 minutos a fuego alto y 15 minutos a fuego lento. Al sacarlo del horno lo espolvoreamos con orégano.

Esta receta es ideal para hacerla con otros rellenos como espinacas, calabacines o berenjenas. Podemos sustituir el tofu por el queso que más os guste. Este plato sirve para la retención y también para el estrés. El kuzu alcaliniza el organismo lo que ayuda a prevenir el cansancio.

PIMIENTOS RELLENOS DE BRANDADA DE BACALAO

INGREDIENTES

500 grs de bacalao fresco, limpio y cortado en trozos
10 pimientos de piquillo en conserva
1 cucharadita de harina
200 ml de leche de arroz
2 dientes de ajo
50 ml de crema de arroz
100 ml de aceite de oliva
sal marina
pimienta

Preparación

Precalentamos el horno a 180 grados.

Preparamos la bechamel:

Ponemos a calentar 50 ml de aceite y la harina en una olla pequeña a fuego medio. Cocinamos 5 minutos. Agregamos la bebida de arroz, la sal, la pimienta y 4 pimientos de piquillo. Llevamos a ebullición. Lo apartamos. Mezclamos con una batidora y lo volvemos a calentar 20 minutos. Le daremos vueltas cada 5 minutos para que nos quede una crema espesa.

Para el relleno:

Calentamos 50 ml de aceite en una sartén pequeña. Añadimos el ajo y lo dejamos un minuto en la sartén. Añadimos los trozos de bacalao, la sal y la crema de arroz. Cocinamos a fuego bajo durante 20 minutos para que el bacalao se confite y vaya soltando su jugo. Se retira del fuego. Lo trituramos con un pasapurés o un tenedor hasta que quede una pasta espesa. Con una cuchara rellenamos los otros 6 pimientos de piquillo con la mezcla de la pasta del bacalao.

Los colocamos en una fuente de horno, los cubrimos con la bechamel y los horneamos 10 minutos.

Bacalao

El bacalao, además de fácil digestión, nos ayuda a relajarnos gracias al triptófano que contiene.

POLLO CON VINO TINTO, UVAS Y CASTAÑAS

INGREDIENTES

1 pollo de 1,5 kg o 1 kg de muslos de pollo
9 castañas frescas
100 ml de aceite de oliva
5 dientes de ajo picado
1/2 cebolla picada fina
1 tallo de apio picado fino
8 hojas de salvia
200 ml de vino tinto
200 ml de agua
15-20 uvas (blancas o negras)
sal
pimienta recién molida

Preparación

Ponemos a hervir 100 ml de agua en una olla grande. Cortamos las castañas por la mitad con un cuchillo y las echamos al agua hirviendo 10 minutos. Las escurrimos y dejamos enfriar. Pelamos las castañas. Salpimentamos el pollo. Calentamos el aceite de oliva en una olla grande de base gruesa a fuego medio. Añadimos los trozos de pollo. Los freímos hasta que se doren. Agregamos el ajo y las castañas peladas. Removemos un minuto. Añadimos la cebolla y el apio picados. Cocinamos 10 minutos revolviendo hasta que la cebolla y el apio se hayan ablandado. Añadimos al pollo las hojas de salvia y el vino tinto. Lo flambeamos. Reducimos hasta que no quede líquido. Añadimos 100 ml de agua y las uvas. Bajamos el fuego y dejamos cocer a fuego lento durante 20 minutos.

Esta receta es ideal para el invierno, en especial por las castañas. Las castañas es el fruto seco que menos grasa tiene.

NATILLAS DE LAVANDA

4 yemas de huevo
50 grs de azúcar integral de caña
2 cucharadas de harina de arroz
350 ml de bebida de avena
3 gotas de aceite esencial de lavanda
film transparente

Preparación

Se baten las yemas de huevo con el azúcar, la harina y unas cucharadas de la bebida de avena hasta que se forme un pasta cremosa. Incorporamos el resto de la bebida de avena poco a poco para que se mezcle muy bien. Lo volcamos en una cazuela y llevamos a fuego medio removiendo continuamente hasta que la crema comience a espesar. La retiramos del fuego y seguimos removiendo hasta que baje la temperatura. Añadimos las gotas de aceite esencial de lavanda. Mezclamos bien y pasamos la crema a pequeños vasos y cubrimos con film transparente. Dejamos enfriar hasta el momento de servir.

Aceite esencial de lavanda

La lavanda tiene propiedades relajantes, es inductora del sueño. Es muy importante que sea aceite de lavanda y no esencia porque no tiene las mismas propiedades.

HÁBITOS PARA REDUCIR EL ESTRÉS

- Dormir bien, no más de ocho horas, en un buen colchón y la habitación recogida y sin televisión.
- Intentar no acostarnos más tarde de las 23.00 horas para no interrumpir el ciclo natural del sueño.
- Hacer ejercicio suave a diario.
- No automedicarse ya que tanto los medicamentos como los antiinflamatorios o anticonceptivos alteran el equilibrio de los nutrientes cerebrales.
- Optar por la comida sin plaguicidas, ni pesticidas, ya que pueden desencadenar desórdenes neurológicos, insomnio, pesadillas, cefaleas, dificultad de concentración.
- Darnos un baño de agua caliente por las noches con aceites esenciales como el de lavanda o el de melisa o manzanilla porque son sedantes del sistema nervioso e hipotensores.
- A lo largo del día también podemos tomar Flores de Bach como Cherry plum o Cerasífera porque nos dan control, valor y sosiego y nos ayudan a combatir el descontrol personal; también Rock-Rose o heliantemo porque dan serenidad y calma en momentos límites. Hay muchas flores que entran dentro de la terapia floral. Lo mejor es pedir consejo a un profesional.
- Hacer ejercicios de respiración tres veces al día. Esto nos obliga a «parar» y, nunca mejor dicho, le damos un respiro al cuerpo. Podemos hacer respiraciones profundas. Inspiramos profundamente y aguantamos el aire y lo expulsamos despacio por ambas fosas nasales. También son muy efectivas las respiraciones en las que intercambiamos la entrada o salida de aire por cada una de las fosas. Por la fosa nasal derecha entran iones positivos y está relacionada con el pulmón derecho. Por la fosa nasal izquierda entran iones negativos y está relacionada con el pulmón izquierdo. Cada 20 minutos una fosa nasal se obstruye o despeja según la alternancia biológica.

MENÚ SEMANAL TIPO		DESAYUNO
	LUNES	PORRIDGE
	MARTES	HUEVOS REVUELTOS CON PEREJIL FRESCO, AGUACATE Y SEMILLAS DE SÉSAMO
	MIÉRCOLES	BATIDO DE YOGUR CON PLÁTANO Y LECHE DE AVENA
	JUEVES	GALLETAS DE AVENA
	VIERNES	PASTEL DE ALGARROBA
	SÁBADO	TOSTADAS DE PAN INTEGRAL CON LEVADURA DE CERVEZA Y ACEITE DE OLIVA VIRGEN
	DOMINGO	COPOS DE AVENA

COMIDA	CENA
CONSOMÉ DE VERDURAS Y PASTA DE ESPELTA CON AGUACATE	BACALAO EN SALSA CON VERDURAS AL VAPOR. INFUSIÓN
MIJO CON SETAS	CREMA DE LECHUGA Y TOSTADAS DE PAN DE CENTENO CON HUMUS
ENSALADA CON SEMILLAS Y QUESO FRESCO DE CABRA, AGUACATE Y FRUTOS SECOS Y TOFU HORNEADO CON SALSA DE LIMÓN	CALDO DE AVENA
PASTA DE TRIGO SARRACENO CON TIRABEQUES	SOPA DE CALABAZA Y ARROZ
SOPA Y COCA DE TOFU A LAS FINAS HIERBAS	SOPA TAHINI
CONSOMÉ DE PESCADO, ENSALADA VERDE Y SALMÓN CON NARANJA Y SOJA	HAMBURGUESA VEGETAL COMPLETA. INFUSIÓN
PIZZA VEGETAL	CONSOMÉ Y TORTAS DE LENTEJAS CON YOGUR

4

Retención de líquidos

«Estoy hinchada». Esta ha sido una de las frases que más he repetido a lo largo de mi vida antes de cambiar mi hábitos alimenticios. Recuerdo que a mi marido le hacía mucha gracia esta expresión porque no entendía muy bien que era eso de sentirme «hinchada». Pues bien estoy segura de que es algo que todas las mujeres (y cada vez más hombres) han experimentado alguna vez, por no decir muchas.

Lo habitual es que la retención de líquidos la sufran más las mujeres quizá porque, según la medicina tradicional china —con la que estoy completamente de acuerdo—, esta tiene mucho que ver con los riñones y estos a su vez están muy relacionados con el aparato reproductor.

El de la retención es un tema que provoca a quienes lo sufrimos bastantes quebraderos de cabeza. Es frecuente que nos levantemos perfectas y a lo largo del día empecemos a experimentar sus efectos. Por la mañana nos encontramos bien y por la noche mal. Por la mañana utilizamos una talla y por la noche dos tallas más. Esto que puede parecer una tontería es un detalle muy significativo para saber cuidarnos. Si a partir de la tarde retenemos líquidos significa que necesitamos calor. Por la noche todo se ralentiza y la temperatura exterior cae, el frío se hace más frío y todo se para. Pues para que a nosotras no se nos haga de noche internamente tenemos que intentar hacer que nuestra temperatura interna no baje. Así conseguiremos no hincharnos.

DIETAS PARA ELIMINAR LÍQUIDOS CON LAS QUE ESTOY DE ACUERDO

En mi caso cuando sufría retención de líquidos siempre estaba con las dietas, con las plantas diuréticas, con el ejercicio y los yogures a cuestas. En definitiva, seguía dietas hipocalóricas (pocas calorías), hipolipídicas (pocas grasas) o hipoglucídicas (pocos hidratos) con el fin de facilitar la pérdida de celulitis o eliminar líquidos. Con el tiempo he aprendido que es peor el remedio que la enfermedad.

Normalmente las personas que retenemos líquidos, los retenemos en la parte inferior del cuerpo: los tobillos, las piernas, las cartucheras o parte baja de la tripa. Lo que tenemos que hacer es intentar que todos esos líquidos suban para que puedan ser eliminados por el riñón o los intestinos. Para que en general la «cosa se mueva» y no se estanque. Porque el problema de la retención no es la retención en sí, sino las consecuencias que provoca si no se cuida: la celulitis o piel de naranja. Esto a la larga implica una debilidad de la piel que hace que la celulitis se endurezca y que incluso llegue a doler. Además puede provocar la aparición de estrías y la mala circulación, y todo esto nos predispone a la tan temida obesidad.

Para deshincharnos, aunque parezca contradictorio, lo que necesitamos es una mayor cantidad de alimentos que, en general, se ve reducida en las dietas, como por ejemplo la pasta, las lentejas, el pan... Estos alimentos le encantan al estómago y al páncreas, dos órganos fundamentales en la digestión y absorción de los alimentos. Si le damos lo que le gusta trabajarán más «contentos» ¿y quién se beneficia de esto? Nosotros.

Tenemos que darle calor al cuerpo y es una pena que en las dietas para la retención se prescriba todo lo contrario. Se come mucha fruta por la tarde, se cenan yogures, ensaladas y queso fresco (todos de naturaleza fría) y por otro lado se produce un déficit de grasas de las buenas y demasiada proteína animal que sobrecarga el hígado, el riñón y el intestino.

ALIMENTOS QUE AYUDAN A ELIMINAR LÍQUIDOS

Cereales integrales (mijo, trigo sarraceno, amaranto, espelta, arroz), guisantes, acelgas, espinacas, espárragos, coliflor, judías verdes, apio, algas, legumbres, boniatos, patata, pescado, zanahoria, hinojo, almejas, mejillones, curry, calabaza, cebolla, kuzu, seitán muy bien cocinado, jengibre fresco, berros, canónigos, endivia, escarola, cilantro, ajo, canela.

ALIMENTOS QUE HAY QUE EVITAR PARA NO RETENER LÍQUIDOS

Sal, café, bebidas de cola, tabaco, alimentos procesados, grasas animales, lácteos, quesos frescos, tofu fresco, helados, hidratos de carbono refinados, aceites de mala calidad, azúcar y edulcorantes, exceso de frutas y refrescos. Todos estos alimentos son muy «expansivos» y lo que necesitamos es contraer, «secar».

DESAYUNOS

TORTITAS DE AVENA

INGREDIENTES

   leche vegetal (excepto soja)
   copos de avena
   azúcar ecológico (opcional y cantidad al gusto)
   semillas

Preparación

Ponemos en un bol la leche vegetal, los copos, el azúcar y la manzana y lo trituramos con una batidora. Ponemos porciones en una sartén antiadherente y hacemos las tortitas. Le podemos poner semillas de sésamo o de lino.

Estas tortitas nos valen para merendar o para cuando sintamos mucha hambre y picar entre horas tipo tostada.

GALLETAS DE VAINILLA

100 grs de mantequilla ecológica
1 taza de azúcar moreno de caña
2 huevos
1 taza de harina de avena (o del cereal que más nos guste)
½ taza de copos de avena
1 pocillo de pasas o ciruelas
canela y vainilla
1 sobre de levadura madre ecológica

Preparación

Precalentamos el horno a 180 grados. Batimos la mantequilla, los huevos, el azúcar moreno hasta obtener una consistencia cremosa. Aparte mezclamos la harina con la levadura. Lo añadimos todo a una fuente de horno previamente engrasada.

Harina de avena

La harina de avena hace muy buenos bollos o galletas. La canela tiene aceites esenciales que ayudan a hacer la digestión, por tanto, previene digestiones difíciles. Estimula la circulación periférica (manos o pies). Aumenta la temperatura corporal.

PATÉ DE ZANAHORIAS

INGREDIENTES

6 zanahorias cortadas en rodajas finas
6 cebollas cortadas
aceite de oliva
una pizca de sal marina
2 hojas de laurel
10 grs de almendras trituradas
nuez moscada (opcional)
Agua para cocción

Preparación

Salteamos las cebollas con el aceite de oliva y las hojas de laurel
unos siete minutos. Luego añadimos las zanahorias y el agua. Lo
tapamos y lo dejamos cocer a fuego lento 20 minutos hasta que las
zanahorias estén blandas. Retiramos del fuego y sacamos la hoja de
laurel. Lo pasamos todo por el pasapurés. Le ponemos el polvo
de almendras y la nuez moscada y servimos.

PLATOS PRINCIPALES

SOPA DE TOFU

INGREDIENTES

1 ½ taza de champiñones cortados (o cualquier otra seta que
   os guste)
240 grs de tofu firme cortado en lonchas delgadas
2 puerros (solo la parte blanca) troceados y en rodajas finas
3 tallos de apio en rodajas finas
2 zanahorias medianas cortadas en rodajas finas
2 dientes de ajo medianos en láminas muy finas
2 cucharadas de jengibre pelado rallado
¾ cucharaditas de pimienta blanca molida
1 cucharada de aceite de oliva virgen extra
2 ½ cucharaditas de sal fina sin refinar
Cebolletas

Para servir:

Un montón de cebolleta verde picada, rodajas de rábano sandía o brotes de guisantes.

Preparación

Calentamos el aceite en una olla grande a fuego medio y agregamos
el puerro, el apio, la zanahoria, el ajo y el jengibre. Salteamos suavemente hasta que todo esté pochado, que no llegue a dorarse.
Añadir una pequeña salpicadura de agua si la cacerola se seca en el
proceso. Agregamos la pimienta blanca y 10 tazas de agua. Mantener el caldo a fuego lento, durante unos 15 minutos. Añadir los
champiñones, el tofu y la sal, y cocinar a fuego lento durante cinco
minutos más. Movemos bien y probamos. Si fuera necesario ajusta-

mos con más sal o agua. Servir en tazones de sopa de poca profundidad y la parte superior con una gran cantidad de cebolleta verde, brotes de guisantes y unas rebanadas de rábano sandía. Añadir un chorrito final de aceite de oliva.

SOPA DE TRIGO SARRACENO

INGREDIENTES

4 zanahorias cortadas a dados
2 nabos cortados a dados
2 chirivías cortadas a dados
1 cebolla grande cortada a dados
1 rama de apio
4 cucharadas soperas de trigo sarraceno
aceite de sésamo
aceite de oliva

Preparación

Calentamos en una sartén un poco de aceite de oliva y doramos la cebolla durante tres minutos. Añadimos el agua, la zanahoria, el nabo, la chirivía, el apio, el trigo sarraceno y el aceite de sésamo y dejamos hervir durante 45 minutos. Añadimos la sal si fuera necesario.

Trigo sarraceno

El trigo sarraceno, al contrario que el trigo común, «calienta» nuestro interior y no tiene gluten.

GUISO DE APIO CON SALSA DE YOGUR

2 cabezas de apio grandes
1 yogur
3 huevos duros
30 grs de mantequilla
1 pastilla de caldo
½ cucharadita de cayena en polvo
1 cucharada de vinagre
1 cucharadita de pimentón dulce
perejil
sal y pimienta

Preparación

Separamos las pencas y las hojas externas del apio, eliminamos las
fibras, lavamos y escurrimos. Después las cortamos en trozos pequeños. Partimos longitudinalmente en dos los corazones del apio,
lavamos y escurrimos. En una cacerola grande derretimos la mantequilla, echamos el apio picado y colocamos encima las mitades de
los apios enteros. Lo cubrimos con agua y agregamos la pastilla
de caldo desleída previamente en un poco de agua caliente, la sal y
la pimienta. Tapamos la cacerola y dejamos que cueza a fuego lento
durante 20 minutos.

Mientras tanto, echamos en un bol el yogur, la sal, la pimienta,
la cayena, el vinagre y el pimentón dulce. Batimos hasta que la salsa
quede muy bien mezclada. Picamos los huevos duros y el perejil.
Retiramos del fuego el apio, lo colocamos en una fuente y lo bañamos con la salsa de yogur. Espolvoreamos por encima el huevo
duro y el perejil picadito.

En la presentación el yogur no lo mezclo, lo pongo a un lado del guiso en el mismo plato. Queda precioso.

Para el tema que nos ocupa, siempre que metamos yogur es mejor utilizarlo como plato con especias como en este caso, en lugar de postre.

ARROZ CON ESPÁRRAGOS Y ALCACHOFAS

INGREDIENTES

250 grs de arroz integral
0,5 l de agua
6 espárragos
4 alcachofas
1 cebolla cortada
aceite de oliva
sal
perejil cortado fino

Preparación

Lavamos el arroz y lo colocamos en una cazuela con el agua y la sal. Tapamos y llevamos a ebullición. Lo bajamos al mínimo y lo dejamos cocer durante 30 minutos. Mientras, salteamos la cebolla con un poco de aceite y una pizca de sal a fuego lento durante 10 minutos. Añadimos los espárragos y las alcachofas. Tapamos y cocemos a fuego lento durante 10 minutos. Decoramos con perejil a la hora de servir.

Si los espárragos nos gustan más hechos, los podemos escaldar. Si no queremos utilizar espárragos, podemos sustituirlos por champiñones.

Le podemos poner curry, pimienta o las especias aromáticas que más nos gusten. Los espárragos son un gran diurético natural. Su infusión no está muy buena pero es muy efectiva (sin abusar).

MACARRONES PICANTES CON CALABACÍN

INGREDIENTES

400 grs de calabacines
400 grs de macarrones
3 zanahorias laminadas
5 cucharadas de aceite de oliva virgen extra
2 dientes de ajo
2 guindillas rojas

Preparación

En una cacerola con abundante agua y sal, hervimos los macarrones al dente y reservamos. Lavamos y secamos los calabacines, los cortamos en bastoncitos de unos 5 centímetros. Despepitamos las guindillas y las cortamos en rodajitas. En una sartén con aceite freímos el calabacín hasta que esté dorado, lo sacamos sobre un papel de cocina para absorber el aceite. En la misma sartén echamos las zanahorias, las guindillas y los ajos, bajamos el fuego para que se rehoguen durante 10 minutos. Sazonamos. Agregamos los macarrones y el calabacín y removemos bien. Servimos bien caliente, pues la pasta se enfría rápido.

HAMBURGUESAS DE TEMPEH

INGREDIENTES

225 grs de tempeh en pedacitos muy pequeños
1 diente de ajo finamente picado
2 chiles rojos picaditos
1 cucharadita de semillas de cilantro
½ cucharadita de ralladura de limón
1 cucharada sopera de miso o 2 cucharadas soperas de salsa
de soja

Preparación

Mezclamos todos los condimentos en un mortero, añadimos el tempeh y molemos hasta que esté todo muy bien revuelto. Formamos con la mezcla las hamburguesas y las freímos u horneamos hasta que estén doradas. Podemos servirlas en pan para hamburguesas.

Tempeh

El tempeh se obtiene a partir de la soja amarilla. Tiene proteínas, grasas insaturadas, y es digestible gracias a las enzimas producidas durante su fermentación. Es una de las fuentes vegetarianas más ricas en vitamina B12.

PECHUGAS DE POLLO CON CALABACÍN

INGREDIENTES

4 calabacines medianos
4 pechugas de pollo de calidad
100 ml de crema de arroz
100 ml de caldo de pollo
50 ml de vino blanco seco
2 cucharadas de aceite de oliva virgen extra
sal y pimienta

Preparación

Lavamos los calabacines y los cortamos a lo largo en finas láminas, reservamos dos de ellos que cortaremos en daditos, les echamos sal y dejamos sudar unos 15 minutos. Envolvemos las pechugas con las láminas de calabacín y sujetamos los rollos con un palillo. Es más fácil envolver en diagonal. Ponemos en una cacerola el aceite para dorar los rollos de pechuga, después echamos el vino y el caldo y tapamos. Dejamos que cueza durante 25 minutos a fuego suave. Mientras tanto, cortamos el resto de calabacines en daditos y los doramos en una sartén con aceite. Salpimentamos. Sacamos las pechugas y las reservamos en un lugar caliente, reducimos un poco el líquido de la cocción y añadimos la crema de arroz. Dejamos cocer durante siete minutos para que espese. Quitamos los palillos de los rollos y los colocamos en una fuente con los dados de calabacín alrededor. Vertemos la salsa sobre las pechugas y servimos.

BROCHETAS DE MAÍZ

INGREDIENTES

3 mazorcas de maíz
2 cebollas
1 pimiento rojo
1 pimiento verde
8 champiñones grandes
1 calabacín
tofu
2 dientes de ajo picados
1 cucharada de vinagre
5 cucharadas de aceite de oliva
albahaca y orégano
sal

Preparación

Troceamos el pimiento rojo, el pimiento verde, la cebolla y el calabacín en un tamaño suficiente para que entre en la brocheta. Cortamos la mazorca en tacos. Cortamos el tofu en cuadrados. En un cuenco vertemos el aceite, el vinagre, la sal, el ajo, la albahaca y el orégano y removemos. Añadimos en el cuenco el pimiento, la cebolla, el calabacín, los champiñones, el tofu y las mazorcas. Removemos bien. Cogemos pinchos de brocheta y vamos ensartando los trozos de forma variada. Una vez montadas las brochetas, calentamos el horno y ponemos las brochetas a asar durante 15 minutos girándolas cada cierto tiempo.

POLLO CON ACEITUNAS

INGREDIENTES

8 muslos de pollo
50 ml de aceite de oliva
8 dientes de ajo
1 cebolla cortada en rodajas finas
1 cucharadita de harina de espelta
2 ramitas de romero
1 vasito de vino blanco
200 ml de caldo de pollo
150 grs de aceitunas verdes y negras
sal
pimienta negra

Preparación

Salpimentamos los muslos de pollo. Calentamos el aceite en una cazuela. Introducimos los muslos de pollo y los doramos primero por el lado de la piel y luego por el resto de lados. Los retiramos del cazo. Reservamos. Bajamos el fuego y agregamos en la misma cazuela el ajo y la cebolla. Cuando empiecen a dorarse, echamos la harina. Revolvemos durante un minuto. Agregamos las ramitas de romero. Añadimos el vino. Mezclamos todo hasta que no queden grumos. Volvemos a introducir los muslos de pollo en la cazuela con el preparado. Cocemos a fuego lento cinco minutos más. Agregamos el caldo de pollo, las aceitunas y la pimienta negra. Tapamos. Cocemos a fuego lento durante 20 minutos.

Si llevamos aves a nuestra hogar debemos fijarnos que sean de animales criados a modo tradicional. De no ser así no abusar ya que están muy hormonados.

SALTEADO DE VERDURAS

INGREDIENTES

30 grs de alga agar-agar
12 espárragos trigueros
1 calabacín
1 pimiento rojo
1 pimiento verde
50 grs de judías verdes
1 lata de setas shiitake
brotes de germinado de soja
1 cucharada de aceite de oliva
salsa de soja

Preparación

Hidratamos el alga agar-agar en agua durante 10 minutos. Escurrimos y guardamos. Limpiamos las judías y los espárragos. Los cortamos en trozos y los escaldamos con agua hirviendo y sal durante un minuto. Los escurrimos y los ponemos en agua fría con hielo. Los sacamos del agua y los guardamos en la nevera. Cortamos los pimientos por la mitad y los partimos en trozos de dos centímetros más o menos. Hacemos lo mismo con los calabacines. Salteamos en una sartén con un poco de aceite las judías, los espárragos, los pimientos y el calabacín durante tres minutos. Añadimos las setas shiitake en la sartén y las rehogamos con las verduras. Añadimos la salsa de soja y cocemos a fuego lento durante un minuto. Añadimos a la sartén el alga agar-agar. Removemos durante unos segundos y retiramos del fuego. Una vez emplatado repartimos por encima los brotes de germinado de soja.

TOFU REVUELTO

INGREDIENTES

1 barra de tofu
2 tazas de mijo o arroz cocido
1 cebolla picada
1 diente de ajo muy picadito
1 cucharada sopera de polvo de curry
1 cucharadita de aceite
¼ cucharadita de sal

Preparación

Salteamos en una sartén el ajo y la cebolla hasta que la cebolla esté transparente, agregamos el curry y la sal y cocinamos durante un minuto. Añadimos desmoronado el tofu y el arroz o el mijo. Finalmente salteamos todo durante 10 minutos.

MIJO CON SHIITAKE

INGREDIENTES

2 tazas de mijo
4 tazas de agua
8 setas de shiitake
2 dientes de ajo
perejil picado
½ de vino blano
crema de avena
aceite de oliva
sal

Preparación

Empezamos por poner a remojo las setas shiitake en agua caliente durante 20 minutos. Después ponemos el mijo seco en la sartén y lo tostamos un poco. Ponemos las 4 tazas de agua a calentar y cuando esta llegue a ebullición añadimos el mijo tostado. Bajamos el fuego y lo cocinamos durante 15 minutos. Mientras tanto sacamos las setas que teníamos en remojo, las secamos y las cortamos en láminas finas. Las salteamos con ajo picado y aceite a fuego medio alto. Después de 5 minutos bajamos el fuego y añadimos el vino blanco. Lo tapamos y lo dejamos unos 20 minutos a fuego lento. En el último minuto lo salamos y condimentamos. Escurrimos el mijo y lo mezclamos con las setas y la crema de avena y lo dejamos todo un par de minutos mientras lo removemos suavemente. La crema de avena la podemos poner también cuando salteamos las setas o al final. Las cremas de avena se venden en briks en herbolarios y centros ecológicos. Por último, añadimos el perejil picado.

Setas shiitake

Las setas shiitake tienen propiedades medicinales, regeneran y refuerzan el sistema inmunológico.

El mijo no contiene gluten. Es un gran alcalinizante. Muy energético. Es uno de los cereales que más hierro y magnesio aporta. Fortalece la piel, el cabello y las uñas por la cantidad de silicio que contiene.

CROQUETAS DE PESCADO

INGREDIENTES

2 rodajas de merluza fresca
250 grs de cuscús
1 taza de coliflor
4 dientes de ajo
leche de soja
1 vaso y medio de agua
pan rallado
aceite de oliva
perejil bien picado
Salsa tamari
sal

Preparación

Ponemos el agua a hervir con una pizca de sal. Echamos el cuscús, tapamos y apagamos el fuego. Por otro lado cocinamos la coliflor al vapor o hervida con un poco de agua. Ponemos a hervir la merluza también con un poco agua o al vapor y una pizca de sal. Sacamos las espinas de la merluza y desmenuzamos el pescado. Pelamos y picamos los ajos y lo salteamos con unas gotas de aceite. Mezclamos la coliflor, la merluza y el perejil picado y condimentamos al gusto. A esta preparación le añadimos el cuscús y lo mezclamos bien. La dejamos enfriar. Después, damos forma a las croquetas croquetas y luego las pasamos por la leche de soja y el pan rallado. Freímos en la sartén.

Este plato es perfecto para acompañar con una ensalada. Es muy fácil de digerir.

BOLAS DE MIJO CON VERDURAS

INGREDIENTES

300 grs de mijo
300 grs de cebolla picada
300 grs de coliflor cortada
1 cucharada sopera de aceite de oliva
un puñado de cebollino picado
un puñado de semillas de sésamo
1 ½ l de agua mineral
una pizca de sal

Preparación

Lavamos bien el mijo. Una vez limpio, lo tostamos durante unos minutos sobre una sartén sin aceite a fuego suave. Mezclamos todos los ingredientes en una cacerola. Los ponemos a hervir durante 35 minutos. Una vez hervidos los trituramos con un tenedor. Con la pasta resultante hacemos bolas. Añadimos el cebollino picado y las semillas de sésamo por encima.

CUSCÚS CON VERDURAS Y CURRY

INGREDIENTES

250 grs de cuscús
0,75 l de agua
1 cebolla
1 calabacín
1 berenjena
2 zanahorias
1 cucharadita de tahín
curry en especie
sal
tamari

Preparación

Cortamos las verduras en trozos medianos y salteamos en una sartén con un poco de aceite. Añadimos la sal y el curry al gusto. Agregamos el agua y lo dejamos cocer hasta que las verduras estén blandas. Los sacamos de la sartén y reservamos el agua. En el agua de la cocción de las verduras echamos el cuscús. Dejamos que hierva. Añadimos la sal. Apagamos el fuego y dejamos que repose durante 10 minutos. Añadimos el tahín a las verduras y el tamari. Mezclamos el cuscús con las verduras.

Curry

El curry es un gran antioxidante. Se hace a partir de la cúrcuma, un potente anticancerígeno. Es un gran antiinflamatorio articular.

ENSALADA DE MAÍZ CON AGUACATE

300 grs de maíz cocido
1 lechuga
12 hojas de espinacas
2 aguacates
3 cucharadas de aceite de oliva
2 cucharadas de aceite de sésamo
1 cucharada de zumo de limón
2 cucharadas de mostaza en grano
1 puñado de semillas de sésamo
sal

Preparación

Lavamos bien las hojas de las espinacas y la lechuga. Las troceamos. Las colocamos en un recipiente junto en los granos de maíz. Pelamos los aguacates y los cortamos en rodajas, uniéndolos a la lechuga y a las espinacas. En una sartén calentamos las semillas de sésamo con una cucharadita de aceite de oliva hasta que se doren. Las retiramos y las dejamos enfriar. Agregamos a la sartén el aceite de oliva, el aceite de sésamo, el zumo de limón, la mostaza, la sal y removemos bien. Vertemos esta salsa sobre la ensalada y servimos para poder comerlo caliente. Añadimos las semillas de sésamo.

Aguacate

El aguacate es una fruta muy concentrada (tiene muy poca agua) con una gran capacidad nutritiva y calórica. Sus grasas son buenas: tiene fosfolípidos, muy importantes para el sistema nervioso, no contiene colesterol, tiene proteínas con todos los aminoácidos esenciales, vitamina E (es la fruta más rica en esta vitamina), tiene vitaminas del grupo B, hierro y un gran poder antioxidante. Protege contra el cáncer y el envejecimiento.

ALMEJAS EN SALSA VERDE CON ALGAS

INGREDIENTES

30 almejas naturales
100 ml de agua mineral
10 grs de alga wakame deshidratada
1 diente de ajo picado
2 cucharadas soperas de perejil picado
1 cucharilla de café de alga wakame en polvo
1 cucharilla de harina de trigo
100 ml de agua
aceite de oliva virgen

Preparación

Hidratamos el alga wakame en agua durante 30 minutos. Escurrimos el agua y la guardamos. En una cazuela juntamos el ajo picado con el aceite y lo ponemos al fuego durante un minuto. Añadimos la mitad del perejil y la harina. Removemos durante un minuto. Añadimos el agua y después el polvo wakame y el perejil restante. Cocemos tres minutos a fuego medio hasta conseguir una salsa ligera. Añadimos las almejas y las algas wakame hidratadas. Tapamos y cocemos a fuego medio hasta que las almejas estén abiertas. Retirar del fuego y servir.

PIZZA DE VERDURAS

200 grs de harina de espelta o avena
200 grs taza de harina de teff
un puñado de semillas de sésamo
50 ml de aceite
200 ml de agua
1 cebolla roja
2 zanahorias laminadas
5 champiñones fresco y laminados
aceitunas negras
aceite de oliva
albahaca fresca
pimienta negra

Preparación

Mezclamos las harinas con semillas de sésamo y una pizca de sal sin refinar. Removemos muy bien. Agregamos el aceite y el agua hasta que forme una masa. Después salteamos las cebollas con aceite de oliva y una cucharada de agua, tres minutos. Luego le echamos las zanahorias y las dejamos otros tres minutos, después los champiñones. Retiramos. Extendemos la masa sobre una bandeja de horno con un poco de aceite. Esta masa queda muy fina. Ponemos las verduras, luego las aceitunas cortadas, albahaca fresca, la pimienta. Lo metemos en el horno y lo horneamos 30 minutos.

A veces en lugar de hacer esta masa solo con agua pongo 100 ml de agua y 100 ml de bebida de vegetal, de almendras, avena o la que tenga en casa.

Es una masa que podemos rellenar de lo que más nos guste.

ENSALADA DE APIO Y SALMÓN

INGREDIENTES

4 pencas de apio
2 manzanas ácidas
100 grs de salmón ahumado
80 grs de almendras peladas
zumo de 1 limón
100 ml de nata
2 ramitas de eneldo fresco
sal y pimienta blanca molida

Preparación

Limpiamos el apio, lo secamos y lo cortamos en láminas finas; pelamos la manzana y la rociamos con zumo de limón para que no se oxide. Picamos las almendras. Cortamos el salmón en tiritas, picamos el eneldo y reservamos un poquito para el final. Mezclamos todo en un bol. Para preparar el aliño batimos el zumo de limón con la sal y la pimienta hasta que quede bien unido, añadimos la nata y mezclamos de nuevo. Lo vertemos sobre la ensalada y lo revolvemos bien, después lo dejamos en la nevera reposando una hora aproximadamente antes de servir. Pasamos la ensalada a un recipiente limpio y echamos por encima el eneldo que hemos reservado.

Apio

El apio es uno de los alimentos más diuréticos y remineralizantes que hay. Además debido a su riqueza en sales minerales alcaliniza el organismo. Disminuye el azúcar en sangre. También es muy indicado para las afecciones de la piel.

BERENJENAS AL HORNO CON CREMA DE COCO

INGREDIENTES

2 berenjenas medianas
3 cebollas medianas
400 ml de leche de coco
1 guindilla
sal

Preparación

Pelamos las berenjenas, las lavamos y las cortamos en láminas finas, espolvoreamos con sal y las dejamos «sudar» durante 30 minutos. Las lavamos de nuevo y las secamos. Cortamos la cebolla en rodajas muy finas. Colocaremos la berenjena en una fuente de horno ligeramente engrasada y por encima le ponemos la cebolla. Espolvoreamos la guindilla sin semillas picadita, echamos por encima de todo esto la leche de coco, tapamos y dejamos hornear durante 45 minutos, apagamos el horno, destapamos la fuente y dejamos reposar cinco minutos.

Las berenjenas no se deben consumir fritas ni rebozadas ya que absorben mucho aceite, pierden toda su capacidad diurética. Activan la función de la bilis y son un laxante suave.

Para reducir la retención de líquidos intentaremos no estar de pie demasiadas horas seguidas. Si es así, deberemos utilizar medias de compresión suave o plantillas que activen la circulación. No nos daremos baños de agua muy caliente a diario. Es preferible optar por las duchas y terminar con un chorro de agua fría para activar la circulación. Después nos pondremos un aceite anticelulítico que estará hecho de:

Prepararnos un aceite para el cuerpo

- 100 ml de aceite de sésamo (previene la flacidez)
- 30 gotas de aceite esencial de romero
- 30 gotas de aceite esencial de canela
- 30 gotas de naranja amarga (si tenemos celulitis)
- Simplemente mezclar todos los ingredientes

Si la retención de líquidos aumenta

- 100 ml de aceite de almendras
- 15 gotas de aceite esencial de hinojo
- 30 gotas de aceite esencial de salvia
- 30 gotas de aceite esencial de geranio
- Simplemente mezclar todos los ingredientes

Si tenemos venas o capilares rotos podemos ponerle cualquiera de los dos aceites y esencial de ciprés ya que es vasoconstrictor. Además de que limpia y tonifica el sistema circulatorio.

Que los pies no cojan frío porque eso debilita los riñones y a la larga enfría el organismo, le quita energía y nos hace retener líquidos. Tampoco es bueno que sientas frío en la zona lumbar.

Deberemos evitar ingerir frutas y yogures de vaca a media tarde o como postre. Si no podemos resistirnos le pondremos un poco de canela para que nos den calor. No abusar de las cenas de frutas con yogur o queso fresco. No abusar de los productos diuréticos.

		DESAYUNO
MENÚ SEMANAL TIPO	**LUNES**	TOSTADA DE PAN DE CENTENO CON AGUACATE, ACEITE DE LINO Y SEMILLAS TRITURADAS
	MARTES	BATIDO VERDE DE CEBADA CON ZANAHORIA. GALLETAS DE AVENA
	MIÉRCOLES	ZUMO DE ZANAHORIA, APIO Y PERA. TOSTADA DE PAN DE ESPELTA CON PATÉ DE ZANAHORIAS
	JUEVES	MIJO CON CANELA
	VIERNES	SOPA MISO
	SÁBADO	CROISSANT INTEGRAL DE ESPELTA
	DOMINGO	PAN DE KAMUT CON HUMUS

COMIDA	CENA
SOPA DE TRIGO SARRACENO CON PAN Y ACEITE	BERENJENAS AL HORNO CON CREMA DE COCO Y PESCADO AL VAPOR. INFUSIÓN
CONSOMÉ, BOLITAS DE MIJO CON VERDURAS Y ENSALADA DE COL	HAMBURGUESA VEGETAL COMPLETA. INFUSIÓN
ENSALADA DE MAÍZ Y AGUACATE. ARROZ CON ALCACHOFAS. INFUSIÓN	CONSOMÉ. PECHUGAS CON CALABACÍN. INFUSIÓN
ENSALADA DE BERROS, ESCAROLA, ZANAHORIA Y REMOLACHA Y POLLO CON ACEITUNAS	PIZZA DE VERDURAS. INFUSIÓN
CALDO GALLEGO. ENSALADA DE APIO Y SALMÓN	QUINOA CON VERDURAS. INFUSIÓN
CUSCÚS AL CURRY CON VERDURAS. INFUSIÓN	SOPA DE VERDURAS CON JENGIBRE. ROLLITO DE ACELGAS Y LANGOSTINOS. INFUSIÓN DE ESTIGMAS DE MAÍZ
TORTILLA DE PATATA. ENSALADA DE ENDIVIAS	MACARRONES PICANTES CON CALABACÍN. INFUSIÓN

5

Menú para la depuración

La depuración del cuerpo

Hoy en día la «dieta depuración o detox» se ha puesto de moda. Seguro que habéis oído hablar de ella millones de veces. Se trata de desintoxicarse tomando solo zumos, bebiendo solo agua e incluso con algún tipo de jarabe o pócima que nos va a «limpiar» por dentro. Quiero dejar una cosa clara antes de empezar a hablar de este tema: depurarse NO quiere decir ayunar. Quiere decir limpiar, no dejar de alimentarse. Lo que hay que hacer es seguir una dieta que contribuya a esa depuración que estamos buscando sin dejar de darle a nuestro cuerpo los nutrientes que necesita.

El cuerpo de una forma natural va acumulando toxinas y desechos por eso es bueno depurarlo de vez en cuando. Para mí una buena depuración es comer alimentos frescos y cocinarlos respetando la estación en la que estamos, porque eso hace que tengan menos toxinas que podrían ensuciarnos más. Por ejemplo, en invierno y otoño lo mejor para limpiarnos es elegir los caldos, los consomés, hacer los alimentos estofados o al horno y en verano las ensaladas, los salteados, o cocinar estofados sin tapa.

El cuerpo nos da ciertas señales que indican que ha llegado el momento de hacer una «limpieza» interna. Hay veces que nos sentimos cansados sin sentido, o tenemos dolores de cabeza y articulaciones, o estreñimiento, incluso cuando nos aparecen erupciones cutáneas. O, simplemente, cuando nos sentimos empachados aunque no comamos en exceso. Algunos de estos síntomas pueden ser una llamada a la depuración.

Las toxinas y los desechos se acumulan en nuestro cuerpo por muchos motivos. Por ejemplo, por comer demasiados alimentos light o, como los llaman algunas marcas, cero por ciento grasas. Estos alimentos suelen llevar espesantes, estabilizadores o emulsionantes. En muchos de estos alimentos hay grasas, sales o azúcares ocultos (muchas veces con nombres alternativos) que si los consumimos en exceso nos perjudican. Por ejemplo, el azúcar puede llamarse azúcar, pero también, sacarosa, jarabe de glucosa, maltodextrina.

A la hora de depurarnos, otra cosa muy importante es la mezcla de alimentos que hacemos cuando comemos. En ocasiones aunque comamos «bien» mezclamos alimentos que juntos en el estómago son «un mundo». Por dos cosas fundamentales: la combinación en sí y porque malgastamos muchas enzimas y energía en digerirlos. La digestión y absorción de los alimentos, como os expliqué en *Yo sí que como,* es algo muy serio y tiene mucha importancia. Hay algunas mezclas que chocan a la hora de hacer la digestión y nos pueden crear toxinas y esto hace que las digestiones se hagan más lentas y pesadas.

La selección de alimentos que hagamos a la hora de cocinar un plato es definitiva para hacer una digestión a su ritmo y «limpia». Si elegimos los alimentos correctos, respetaremos el funcionamiento del organismo y nos sentiremos mejor porque nuestro cuerpo no acumulará de forma gratuita y, si le damos tiempo a digerir todo bien, nos lo va a agradecer.

- Almidones con ácidos en la misma comida, aunque sea en platos separados. Esto es por ejemplo, vinagres, tomates, naranjas, pomelos o piña con pan, pasta, arroces o patatas...

- Las proteínas con ácidos tampoco es que sea una mezcla maravillosa porque, aunque no es tan mala como la de los almidones, sí que interfiere y hace que la digestión de la proteína sea incompleta. Aquí no sufre el estómago pero sí el intestino porque tiene que trabajar el doble.

- Como en todo hay excepciones, por ejemplo, nueces o queso con frutas ácidas sí que combinan bien porque los lácteos, aunque son proteínas, pueden mezclarse de vez en cuando, ya que la grasa del queso retarda la digestión de la proteína y así el almidón tiene tiempo.

- Carnes rojas con almidones en comidas separadas. Por ejemplo, pan o patatas con carnes. No es lo mismo comer pan con queso que con carne. Lo mejor sería comer un tipo de proteína por comida. Recordad que cada alimento es único.

- Grasas con proteínas animales en la misma comida, aunque sea en platos diferentes. Por ejemplo, cremas de nata o mantequillas con huevos o carne.

- Azúcares con proteínas en comidas separadas. Si los comemos juntos haremos que los azúcares fermenten en el estómago haciendo que se nos hinche la tripa. Por ejemplo, plátano con carne o tomar postre después de comer.

- Azúcares con almidones. El almidón necesita la boca y el estómago para la digestión, y el azúcar el intestino delgado. Así que no nos compliquemos y no mezclemos. Por ejemplo, pan con mermeladas, bollos, pasteles o postres en las comidas. Esto no quiere decir que no comamos dulce, pero no hay que hacerlo después de comer.

- Melones y sandías siempre por separado y nunca juntos. Lo mismo que la leche, que combina mal con casi todo.

ALIMENTOS BUENOS PARA DESINTOXICARSE

Nabo, alcachofas, nísperos, pepinos, almendras, alfalfa, algas, remolacha, canónigos, col, cardos, tofu, seitán, legumbres, pescados, arroz integral, quinoa, mijo, avena, amaranto, patata, zanahoria, calabaza, papaya, espelta, champiñones, berenjena, rábanos.

ALIMENTOS QUE NO NOS VIENEN BIEN

Café, alcohol, alimentos ácidos, vinagres, sazones y alimentos muy salados, sal, fritos, rebozados, carnes rojas en exceso, grasas saturadas, alimentos en conserva, snacks, sal, ahumados.

DESAYUNOS

COMPOTA DE MANZANA Y ARÁNDANOS

Ingredientes

4 manzanas golden
400 grs de arándanos frescos
4 cucharadas de sirope de agave
1 rama de canela

Preparación

Pelamos y troceamos las manzanas. Ponemos en un cazo las manzanas con los arándanos. Dejamos un puñado de arándanos para decorar. Añadimos el sirope y la rama de canela. Cocemos a fuego lento durante 35 minutos hasta que las manzanas y los arándanos estén bien tiernos. Retiramos del fuego y dejamos enfriar. Quitamos la rama de canela y mezclamos con un tenedor, rompiendo la fruta pero sin deshacerla del todo. Repartimos la fruta en cuatro vasitos y encima le colocamos los arándanos que habíamos reservado.

Arándanos

Los arándanos tienen potasio y betacarotenos. Son ideales para las mujeres porque combaten las infecciones urinarias y luchan contra la circulación venosa de las piernas.

DELICIAS DE MANZANA Y PERA

INGREDIENTES

2 tazas de manzanas dulces
2 tazas de peras partidas por la
mitad y cocidas
2 tazas de té de menta o zumo
de manzana
1 pellizco de sal
1 barra de agar-agar

Preparación

Enjuagamos la barra de agar-agar en agua fría, escurrimos y rompemos en pedazos pequeños. En una cacerola ponemos el agar-agar, el té o zumo de manzana, la pizca de sal y dejamos cocer a fuego lento 15 minutos. Quitamos la espuma que se forma en la superficie. Colocamos las mitades de las peras en una fuente y encima colocamos las manzanas. Echaremos el líquido del agar-agar sobre las frutas y se deja hasta que cuaje.

GELATINA DE YOGUR Y PAPAYA

INGREDIENTES

3 grs de alga agar-agar en polvo
1 limón
vaso de agua
400 ml de yogur natural
4 cucharadas de sirope de agave
1 papaya grande o 2 pequeñas
6 hojitas de menta fresca

Preparación

Mezclamos en una cazuela el agua con el alga agar-agar. Lo llevamos a ebullición. Rallamos la piel de limón muy fina, evitando la
parte blanca. Batimos el yogur con el sirope, la ralladura de limón
y la mitad del alga agar-agar disuelto. Repartimos en 4 vasos que
han de quedar llenos por la mitad. Metemos en la nevera durante
20 minutos. Trituramos la pulpa de la papaya y exprimimos el
zumo de limón y batimos ambos ingredientes con el resto del alga
agar-agar, disuelto. Vertemos en los vasos de yogur, rellenando el
espacio sobrante. Metemos otra vez en la nevera.

Picamos las hojas de menta y las mezclamos con el resto de la
ralladura del limón. Sacamos los vasos y los espolvoreamos con
la mezcla de menta y limón.

PLATOS PRINCIPALES

CONSOMÉ DEPURATIVO

8 champiñones secos
0,5 l de agua
1 tira de alga kombu
1 nabo cortado en rodajas finas
1 cucharada de zumo de jengibre fresco
2 cucharadas de salsa de soja
2 cucharadas de zumo de manzana

Preparación

Cortamos los champiñones finos y los ponemos a remojo durante 20 minutos. Hervimos el agua, incluyendo el agua sobrante de los champiñones. Añadimos los champiñones troceados y el alga kombu. Tapamos y cocemos a fuego lento durante 20 minutos. Añadimos el nabo y cocemos durante cinco minutos más. Añadimos la salsa de soja y el zumo de jengibre. Dejamos un minuto a fuego lento. Retiramos y añadimos las 2 cucharadas de zumo de manzana.

SOPA DEPURATIVA

1 o 2 cebollas
1 puerro
2 dientes de ajo
media col
dos ramas de apio
2 o 3 zanahorias
2 trozos grandes de calabaza
1 tira de alga kombu
1 ½ l de agua mineral
unas gotas de aceite

Preparación

En una cazuela profunda ponemos los ajos y el puerro con unas gotas de aceite unos dos minutos. Le añadimos las cebollas cortadas en cuartos, la col laminada, las ramas de apio, las zanahorias y la calabaza cortada y el alga kombu con un poco de agua (sin que cubra las verduras). Tapamos.

Lo dejamos unos 15 minutos a fuego medio y luego ponemos el agua restante otros 15 minutos a fuego lento. Si lo queremos más concentrado y tenemos tiempo, lo podemos dejar una hora. Este tipo de caldos cocinados a fuego lento y durante más tiempo son perfectos para el invierno. Son auténticos reconstituyentes. Le podemos poner un hueso de pollo o vaca o cabeza de pescado si estamos convalecientes.

Puerro

El puerro es alcalinizante y diurético, fluidifica mucosidad. Limpia el organismo. Es un laxante suave.

SOPA DE MISO

1 l de agua
1 cebolla troceada
1 tronco de apio troceado
1 zanahoria troceada
2 cucharaditas de miso de cebada
un trozo de alga wakame deshidratada
perejil picado

Preparación

Hervimos el agua. Cuando hierva añadimos la cebolla, el apio y la zanahoria. Dejamos hervir durante 20 minutos. Remojamos el alga wakame en agua. Una vez hidratada la cortamos en trocitos. Diluir en un poco de agua 2 cucharaditas de miso. Añadir a la sopa el miso y el alga wakame y dejar hervir a fuego lento durante tres minutos. Añadir el perejil picado.

CALABACINES RELLENOS

INGREDIENTES

250 grs de bulgur integral
0,5 l de agua
2 cucharadas de salsa de tomate casera
2 cebollas tiernas
1 diente de ajo
½ zanahoria
½ tallo de apio
1 cucharada de piñones
1 cucharadita de canela
1 cucharada de cilantro
aceite
sal

Para el gratinado:

1 cucharada de miso
1 cucharada de levadura de cerveza
1 cucharada de pistachos pelados

Preparación

Cortamos los calabacines por la mitad, en horizontal. Extraemos la pulpa con una cuchara. Cortamos la pulpa y la reservamos. Ponemos agua a calentar con una pizca de sal. Cuando el agua está caliente añadimos el bulgur a fuego medio y tapado durante 20 minutos. Cortamos las verduras bien pequeñas, y las salteamos en una sartén con la pulpa del calabacín y también con un poco de aceite. Añadimos la canela, los piñones y la salsa de tomate. Lo cocinamos durante 10 minutos. La mezcla la juntamos con el bulgur. Pasamos a rellenar los calabacines.

Para el gratinado:

Tostamos y molemos los pistachos. Disolvemos el miso con un poco de agua caliente y lo mezclamos con la levadura de cerveza. La textura tiene que quedar ni muy líquida ni muy densa para luego verterlo sobre los calabacines. Lo horneamos a 180 grados durante 15 minutos o hasta que el calabacín esté blando.

Este plato se puede hacer con pimiento o berenjena y también queda muy sabroso. El bulgur es el grano de trigo roto. Es fácil de digerir y no se hace nada pesado.

TOFU ASADO

1 barra de tofu en láminas
2 cucharadas soperas de salsa de soja
1 cucharadita de jengibre rallado
perejil picado

Preparación

En primer lugar encendemos el asador del horno. Mezclamos la soja y el jengibre. Colocamos el tofu en una fuente de horno y lo regamos con la mezcla anterior, introducimos la fuente en el horno y lo dejamos hasta que esté dorado por ambos lados. (El tofu se dora rapidísimo, tendremos cuidado para que no se queme.) Adornamos con el perejil.

SOPA DE ARROZ CON FIDEOS TRANSPARENTES Y LANGOSTINOS

INGREDIENTES

1 l de caldo de pescado

20 grs de salsa de soja

80 grs de fideos transparentes (de guisante)

12 colas de langostinos peladas

1 tira de alga wakame deshidratada

2 tallos de cebolla tierna

20 grs de semillas de sésamo

Preparación

Hidratamos el alga durante 10 minutos en agua fría. La escurrimos y la guardamos en la nevera. Juntamos en una cazuela el caldo de pescado y la salsa de soja. Lo llevamos a ebullición y añadimos los fideos de guisante, las colas de langostinos y el alga hidratada. Cocemos durante dos minutos y retiramos del fuego. Cortamos el tallo verde de la cebolla en rodajas muy finas. Ponemos la sopa en un bol y repartimos por encima la cebolla y las semillas de sésamo blanco tostado.

Esta receta es perfecta para hacer cuando no tenemos tiempo de cocinar porque se hace rapidísimo. Los langostinos pueden ser sustituidos por guisantes.

ENSALADA DE ENDIVIAS CON GRANADA

INGREDIENTES

2 endivias
½ aguacate
½ remolacha
1 zanahoria
granada
aceite

Preparación

Mezclamos en un bol los ingredientes limpios y troceados y le ponemos un buen aceite de oliva.

Endivia

La endivia tiene ácido fólico y vitaminas del grupo B, cinc y magnesio, entre otros minerales. Actúa sobre el hígado y la vesícula biliar.

TOSTAS DE BERENJENA

2 berenjenas largas medianas
2 dientes de ajo
100 grs de queso de cabra fresco
4 rebanadas de pan de centeno
5 tomates maduros y carnosos
aceite de oliva virgen extra
sal

Preparación

Lavamos y secamos las berenjenas, las cortamos en rodajas de unos 5 milímetros de grosor. Espolvoreamos con sal y las dejamos «sudar» durante 30 minutos. Precalentamos el horno a 190 grados. Cortamos los tomates ya lavados en rodajas finitas, rallamos el queso o lo cortamos en tiras finísimas. Colocamos las berenjenas en la bandeja del horno engrasada. Con un pincel pintamos con aceite la parte superior de las berenjenas y las horneamos durante 10 minutos, les damos la vuelta y las dejamos otros 10 minutos. Mientras tanto, tostamos ligeramente las rebanadas de pan y frotamos por ambos lados con el ajo partido en dos; las rociamos después con aceite. Cubrimos cada tostada con rodajas de berenjena, encima rodajas de tomate y finalmente con una capa de queso de cabra fresco.

ROLLOS DE TOFU AL VAPOR

Ingredientes

2 barras de tofu
½ taza de zanahoria rallada
½ cebolla finamente picada
¼ de taza de perejil fresco picado
2-3 cucharadas soperas de salsa de soja
4 hojas de nori
½ cucharadita de aceite de oliva virgen extra

Preparación

En una sartén salteamos la cebolla y la zanahoria, añadimos el tofu, desmoronado, el perejil y la salsa de soja. Una vez bien mezclado todo, retiramos del fuego y untamos las hojas de nori con esta mezcla bien gruesa dejando un trozo sin untar en un extremo. Enrollamos las hojas untadas y dejamos la parte donde termina la hoja boca abajo. Una vez tenemos todas enrolladas, las cocemos al vapor durante 15 minutos. Dejamos que se enfríen y después cortamos los rollos como si fuera sushi.

ZARANGOLLO

INGREDIENTES

8 calabacines medianos
4 cebollas medianas
4 cucharaditas de orégano
aceite de oliva virgen extra
sal y pimienta negra
3 o 4 huevos

Preparación

Lavamos los calabacines y los rallamos con piel. Cortamos las cebollas en láminas muy finas. En una cacerola ponemos a calentar aceite, echamos la cebolla con una cucharada de agua y dejamos que se haga lentamente. A media cocción añadimos los calabacines rallados, salpimentamos y removemos, tapamos y lo dejamos cocer a fuego lento. Antes de retirar añadimos los huevos. Los podemos cascar directamente encima de la cebolla y del calabacín y dejar que se cuajen, o removerlos con la verdura. Antes de terminar añadimos el orégano.

En lugar de poner los huevos con los calabacines podemos hacerlos aparte.

CALABACINES RELLENOS DE QUESO FRESCO

INGREDIENTES

4 calabacines medianos
180 grs de queso fresco de oveja o tofu
30 grs de queso de cabra
2 cebolletas
1 cucharada de cebollino picado
1 cucharada de albahaca picada
1 cucharada de menta picada
1 cucharada de perejil picado
2 huevos
2 cucharadas de aceite de oliva
virgen extra
sal y pimienta negra

Preparación

Limpiamos los calabacines y los cortamos longitudinalmente en dos, vaciamos la parte central de su pulpa y salamos, dejando que suden. Precalentamos el horno a 190 grados. Mientras tanto mezclamos los quesos frescos, picamos la pulpa extraída y las cebolletas y lo mezclamos con los huevos batidos, el queso fresco, las hierbas, la sal y pimienta y el aceite. Rellenamos los calabacines con la mezcla, los ponemos en una fuente para horno aceitada y los horneamos durante 30 minutos. Se pueden tomar calientes o fríos.

Calabacín

El calabacín es muy bajo en calorías. Es suavizante del aparato digestivo gracias a la cantidad de mucílagos (fibra que en contacto con el agua se hace gelatinosa) que tiene. Está indicado en caso de hipertensión, afecciones coronarias y arteriosclerosis.

ARROZ A LA CANTONESA CON VERDURAS

INGREDIENTES

100 grs de arroz integral basmati previamente cocido
100 grs de tofu duro
2 zanahorias
½ cebolla
1 ramita de apio
1 puerro (usar solo la parte blanca)
aceite de sésamo
salsa tamari

Preparación

Calentamos el aceite en una sartén a fuego lento. Doramos las cebollas durante unos minutos y luego añadimos la zanahoria, el apio, los puerros y el tofu. Una vez dorados añadimos el arroz, el aceite de sésamo y la salsa de tamari. Revolvemos durante tres minutos más.

MENESTRA DE VERDURAS CON SALSA VERDE DE PATATA

INGREDIENTES

unas flores de brócoli y coliflor
200 grs de judías verdes
2 patatas pequeñas con piel ecológicas
½ puerro o cebolla
1 zanahoria

INGREDIENTES DE LA SALSA:

2 patatas medianas harinosas
100 grs de perejil muy picado
250 ml de caldo
sal y pimienta negra

Preparación

Hervimos las patatas sin pelar en abundante agua con sal. Una vez cocidas las pelamos y aún calientes las pasamos por el pasapurés. Echamos el perejil picado y lo mezclamos muy bien. Añadimos poco a poco el caldo hasta conseguir una mezcla suntuosa. Ponemos todo en un cacito a fuego lento para calentar la salsa y salpimentamos.

En cuanto a las verduras lo mejor es hacerlas al vapor. Si no tenemos vaporera las ponemos en una cazuela con un poco de agua y las tapamos. Primero colocaremos en el recipiente las más duras, como la patata, después de 10-15 minutos (depende de la patata) echamos el brócoli, pasados 5 minutos las judías y después el puerr, la cebolla y la zanahoria. Dejamos otros 5 minutos. Las verduras deben estar al dente para no perder propiedades.

ENSALADA DE TOFU Y ACHICORIA

Ingredientes

½ diente de ajo pequeño pelado
¼ cucharadita de chile rojo
¼ cucharadita de sal fina
1 cucharada de aceite de girasol
4 cebolletas en rodajas finas
160 ml de leche de coco (con toda su grasa)
2 cucharadas de zumo de limón
recién exprimido
2-3 cabezas de pequeños cogollos de lechuga sin corazón
y cortadas en rodajas
1 puñado de hojas de achicoria o lechuga roja o espinaca
340 grs de tofu extra firme, secar y cortar en dados pequeños
1 puñado de hojas de albahaca
1 aguacate pequeño en rodajas finas

Preparación

Empezaremos a hacer el aderezo. En un mortero aplastamos el ajo y el chile en una pasta junto con la sal. Alternativamente podemos utilizar una batidora. Añadimos el aceite y las cebolletas, y aplastamos o lo cortamos un poco más. Ponemos la mezcla en un frasco o recipiente y lo batimos en la leche de coco. A continuación, el zumo de limón. Probamos y ajustamos con más sal o zumo de limón si es necesario. Este aderezo se puede mantener en la nevera hasta una semana. Lavamos los cogollos y las hojas de achicoria muy bien y secamos. Después se mezclan en un bol junto con el tofu y la albahaca. Revolvemos con suavidad. Podemos aliñar ahora o servir el aderezo en una salsera para que cada uno se sirva a su gusto. Colocamos encima el aguacate.

TABULEH

INGREDIENTES

250 grs de cuscús integral
0,25 l de agua
media lechuga picada
1 tomate picado
perejil picado
1 cebolla picada
aceitunas negras
alcaparras
1 puñado de menta picada
pasas
piñones
sal

La salsa vinagreta:

¼ taza de zumo de limón
¼ de taza de aceite de oliva
2 cucharas de tamari

Preparación

Ponemos el agua a hervir y añadimos la sal. Ponemos el cuscús y lo dejamos hervir durante un minuto y apagamos el fuego. Añadimos las pasas y los piñones. Dejamos que el cuscús se infle en el agua mientras reposa y se enfría. Añadimos la lechuga, el tomate, el perejil, la cebolla, las aceitunas negras, las alcaparras y la menta. Mezclamos bien. Lo servimos con la salsa vinagreta.

ROLLITOS DE ACELGAS RELLENOS DE MIJO

Ingredientes

12 hojas de acelgas medianas
1 taza de mijo
6 tazas de caldo de verduras
2-4 dientes de ajo
1 cucharada de kuzu
perejil picado y tomillo
salsa tamari

Preparación

Lavamos el mijo. Ponemos a fuego lento el caldo de verduras y lo echamos, lo dejamos tapado unos 20 minutos. Pelamos los ajos y los salteamos. Se los añadimos al mijo con el perejil. Por otro lado escaldamos las acelgas. Las escurrimos con cuidado para que no se rompan. Extendemos las hojas y las rellenamos con el mijo. Formamos los rollitos. En una sartén grande ponemos los rollitos con el caldo y cocinamos otros 20 minutos a fuego lento, tapado. Condimentamos con salsa tamari. Disolvemos el kuzu en agua templada. Sacamos los rollitos y los ponemos en un plato hondo. En la sartén del caldo añadimos el kuzu y removemos hasta que se quede espeso. Vertemos la salsa por encima de los rollitos y servimos.

Mijo

El mijo es perfecto para desayunar o comer. Ayuda a eliminar humedad y líquidos. Es muy energético y al no tener un sabor muy fuerte y ser de grano pequeño podemos cocinarlo de mil maneras: croquetas, albóndigas, hamburguesas, incluso postres. Tiene mucho fósforo, hierro y vitamina A, nutrientes importantísimos en etapas de crecimiento. Las personas con problemas de azúcar lo pueden tomar con tranquilidad porque ayuda a regular el azúcar en sangre.

TOFU HORNEADO CON SALSA DE LIMÓN

1 barra de tofu en láminas de unos 2,5 cm de grosor

Salsa cremosa:

1 cucharada sopera de miso
2 cucharaditas de zumo de limón
1 cucharadita de mantequilla de semillas de sésamo
⅓ taza de agua
perejil

Preparación

Precalentamos el horno a 175 grados. Mezclamos todos los ingredientes para hacer la salsa cremosa y reservamos. Colocamos, en una fuente refractaria no muy honda, las rebanadas de tofu superpuestas y bañamos el tofu con la salsa que teníamos reservada, tapamos la fuente con papel de aluminio y la metemos en el horno durante 15-20 minutos. Una vez terminado el proceso, sacamos la fuente y adornamos nuestra receta con perejil.

BONIATOS CON MANZANA Y CEBOLLA

INGREDIENTES

750 grs de boniatos
2 manzanas ácidas
2 cebollas grandes
1-2 cucharadas de aceite de oliva extra
sal y pimienta

Preparación

Picamos la cebolla finamente y la rehogamos a fuego suave hasta que esté transparente. Pelamos los boniatos limpios y los cortamos en dados de dos centímetros. Los echamos en agua hirviendo con sal y los cocemos durante 10 minutos. Escurrimos. Pelamos las manzanas y las rallamos con el rallador de agujero grueso. Añadimos los dados de boniato y las manzanas a la cebolla, removiendo con cuidado para que los boniatos no se deshagan. Rociar abundantemente con pimienta y calentar a fuego suave.

Boniato

El boniato tiene fibra. Al tener pocas grasas y proteínas produce sensación de saciedad. No tiene sodio, y es muy recomendable para personas que hacen un gran gasto físico (niños, deportistas...). Combinado con frutos secos oleaginosos constituye un alimento nutritivo y saciante.

GUACAMOLE CON MISO

1 aguacate
¼ de tomate picado
1 diente de ajo picadito
1 cucharadita de miso
1 cucharada sopera de cebolla picadita
1 chile finamente picado
1 pizca de cayena

Preparación

Mezclamos todos los ingredientes y machacamos muy bien con un
tenedor.

CARPACCIO DE ATÚN

400 grs de lomo de atún
film transparente
aceite de oliva
20 grs de piñones tostados
6 grs de cebollino picado
5 cucharadas de aceite de oliva
1 cucharada de vinagre de jerez
sal

Preparación

Cortamos el lomo de atún en láminas finas y las vamos depositando, una al lado de la otra, sobre el film transparente untado con un poquito de aceite de oliva. Cuando tengamos todo el atún cortado, ponemos otra capa de film transparente por encima. Golpeamos la superficie con un mazo de madera plano para que la lámina del lomo de atún sea todavía más fina. Guardamos el resultado en la nevera unos 30 minutos. Mezclamos los piñones, el cebollino, el aceite de oliva, el vinagre de jerez y la sal. Retiramos el film transparente de los filetes de atún y los ponemos sobre un plato. Por encima echamos la mezcla resultante de los piñones, el aceite de oliva, el vinagre de jerez y la sal.

Esta receta se puede acompañar con un tartar de algas que ya se vende preparado.

ALCACHOFAS ESTOFADAS

4 alcachofas limpias y cortadas (las rociamos con unas gotas
   de limón para que no se pongan negras)
2 cebollas
2 zanahorias cortadas
150 grs de guisantes
aceite oliva
1 ajo picado
2 cucharadas miso blanco
hierbas aromáticas
1 taza de agua

Preparación

Colocamos las zanahorias, alcachofas y cebollas con el ajo picado
en una cazuela con el agua y las hierbas aromáticas. Tapamos y
llevamos a ebullición. Luego reducimos el fuego al mínimo y lo dejamos unos 30 minutos. Después añadimos los guisantes y los dejamos unos 15 minutos si son frescos, 5 si son congelados. Apartamos
la cazuela del fuego y le ponemos a las alcachofas las cucharadas de
miso blanco y el aceite.

ENSALADA DE REMOLACHA

1 paquete de remolacha cocida y cortada
lechuga roble
lechuga batavia
dos cucharadas de pasas de corintio
6 rabanitos cortados en rodajas
2 zanahorias cortadas en rodajas finas
1 cebolla roja cortada en anillos
Perejil picado
2 cucharadas de zumo de manzana
1 cucharada de vinagre

Para el aliño:

1 cucharadita de pasta umeboshi
2 cucharadas de melaza
1 cucharadita de aceite de oliva
1 cucharadita de ralladura de limón

Preparación

Escaldamos la cebolla durante dos minutos. Escurrimos e inmediatamente añadimos el vinagre y el zumo de manzana. Mezclamos bien y dejamos enfriar. Colocamos todos los ingredientes de la ensalada en una fuente para servir. Emulsionamos los ingredientes del aliño añadiendo un poco de agua hasta conseguir la consistencia adecuada.

Servimos por separado y que cada uno se ponga la cantidad de aliño que quiera.

Remolacha

La remolacha roja en crudo es antianémica. Tiene hierro y vitamina C. Estimula la producción de células sanguíneas de la médula. Es alcalinizante y muy recomendable en caso de ácido úrico y cuando llevamos una alimentación recargada de grasas y pobre en vegetales.

TIRAMISÚ DE PIÑA Y RICOTA

INGREDIENTES

8 rebanadas de bizcocho integral
1 kg de piña
agua mineral
250 grs de ricota
4 cucharadas de sirope de agave
4 cucharaditas de cacao en polvo sin azúcar
2 cucharadas de avellanas picadas

Preparación

Pelamos la piña y la cortamos en trozos, descartando el centro de la misma. Pasamos la mitad de la piña por la licuadora y la otra mitad se pica y se reserva. Batimos el queso ricota junto al sirope de agave. Mezclamos el zumo de piña con cinco cucharadas de agua. Pasamos las rebanadas del bizcocho por la mezcla. En un molde ponemos una rebanada de bizcocho humedecido y por encima queso ricota y luego un poco de piña. Lo cubrimos con otra rebanada de bizcocho humedecido y por encima ponemos un poco de piña y más queso ricota. Espolvoreamos con el cacao en polvo y esparcimos por encima las avellanas picadas. Guardar en la nevera hasta el momento de servir.

Como la depuración no quiere decir ayuno, nos podemos permitir una merienda de este tipo siempre y cuando todo sea casero.

HÁBITOS PARA DEPURARSE

- Beber agua mineral, añadir a las ensaladas germinados, tomar entre horas jugos verdes de verduras hechos en casa o comprar polvo de trigo verde o cebada y añadirlo al agua.
- Masticar muy bien todos los alimentos y ensalivar los líquidos. Comer a horas fijas y tempranas.
- Hacer ejercicios de respiración, salir a andar por la mañana y por la tarde.
- No olvidar el guante de crin seco todas las mañanas.
- Descansar.

		DESAYUNO
MENÚ SEMANAL TIPO	**LUNES**	AGUA CON LIMÓN. COMPOTA DE MANZANA Y ARÁNDANOS
	MARTES	AGUA CON LIMÓN. BOL DE CEREALES INTEGRALES CON CANELA
	MIÉRCOLES	AGUA CON LIMÓN. BOL DE FRUTAS DE TEMPORADA. SOPA MISO
	JUEVES	ZUMO DE ZANAHORIA Y MANZANA. BEBIDA VEGETAL CON ARROZ Y CANELA O NUEZ MOSCADA
	VIERNES	AGUA CON LIMÓN. TOSTADAS DE PAN DE CENTENO INTEGRAL CON GERMEN DE TRIGO Y ACEITE DE LINO
	SÁBADO	AGUA CON LIMÓN. TÉ VERDE. MANZANAS AL VAPOR
	DOMINGO	JUGO DE ZANAHORIA Y APIO. PAN INTEGRAL DE CENTENO CON GERMINADOS Y ZANAHORIA RALLADA CON ACEITE DE LINO

COMIDA	CENA
ENSALADA DE REMOLACHA. TOFU HORNEADO CON SALSA DE LIMÓN	QUINOA CON VERDURAS. INFUSIÓN
ZARANGOLLO. INFUSIÓN DE TÉ VERDE	SOPA DE FIDEOS INTEGRALES
MENESTRA DE VERDURAS CON SALSA VERDE DE PATATA	ENSALADA DE TOFU Y ACHICORIA. CONSOMÉ
CALABACINES RELLENOS. CONSOMÉ DEPURATIVO	SOPA DEPURATIVA. TORTA DE BERENJENA
ENSALADA DE REMOLACHA. TOFU HORNEADO CON SALSA DE LIMÓN	TABULEH DE VERDURAS. INFUSIÓN DE ORTIGA
ENSALADA DE ENDIVIAS CON GRANADA. ROLLITOS DE ACELGAS RELLENOS DE MIJO	SOPA MISO. CARPACCIO DE ATÚN. INFUSIÓN DE MANZANILLA CON ANÍS
ARROZ A LA CANTONESA CON VERDURAS	ALCACHOFAS ESTOFADAS. INFUSIÓN DE CARDO MARIANO

6

Piel, pelo, uñas (fanegas)

La piel, esa insensata que todo lo chiva. ¿Por qué digo esto? Porque la piel es nuestra carta de presentación. Según sea su aspecto te hará parecer más o menos joven de lo que eres. Ya podemos ser altas y delgadas, que como la piel no esté bonita pareceremos mayores de lo que somos.

Todos buscamos tener una piel tersa y luminosa. Nos podemos gastar verdaderos dinerales en cremas y tratamientos, pero los productos ecológicos nos parecen excesivamente caros. Somos capaces de gastarnos cuarenta o cincuenta euros en una crema (que seguro, por muy buena que sea, lleva productos químicos que al organismo le cuesta eliminar) pero nos parece caro un paquete de pasta integral cuando este puede ayudar más a la piel que la crema.

ALIMENTACIÓN Y PIEL

Como os he dicho miles de veces —y no me cansaré de repetirlo— la alimentación influye muchísimo en la piel y en sus estructuras anexas: el pelo y las uñas. Las tres cosas son muy sensibles tanto a las carencias nutritivas como al estado del resto de órganos que intervienen en la eliminación, como son el riñón, el intestino y el pulmón. De hecho, a la piel se la conoce como el «tercer riñón» porque todo lo que no pueda eliminar el riñón le repercute y también al pelo.

La piel es sensible a las carencias nutritivas porque está en constante renovación. Por eso el aporte de nutrientes es básico para que se pueda ir regenerando. Su participación en los procesos depurativos del organismo hace que tengamos que cuidar muy bien lo que comemos, porque en seguida se puede saturar.

La piel es muy sensible a todo. Para tener una buena piel, pelo y uñas debemos preocuparnos por el estado de nuestro intestino, ya que muchas veces se eliminan por la piel residuos bacterianos de los alimentos que han llegado hasta ella por un intestino débil y permeable.

ALIMENTOS PARA LAS FANEGAS

Germen de trigo, levadura de cerveza, judías, azukis, zanahorias, cacahuetes, mango, pepino, arroz, mijo, quinoa, amaranto, lentejas, fibra, pescados azules, melaza, soja, alcachofas, suero de leche, cebolla, hinojo, nabo, ciruela, albaricoque, tomate, melocotón, aguacate.

ALIMENTOS QUE HEMOS DE REDUCIR

Leche, mariscos, quesos grasos, aditivos, bebidas alcohólicas, miel, gluten, chocolate, carnes rojas, sal, azúcares, bollería industrial, helados, harinas refinadas, salsas industriales, snacks.

DESAYUNOS

MERMELADA DE ZANAHORIAS CON LIMÓN

INGREDIENTES

1 kg de zanahorias muy tiernas
750 grs de azúcar
8 limones
2 naranjas
2-4 cm de jengibre fresco

Preparación

Raspamos, lavamos y rallamos las zanahorias finamente. Mezclamos el azúcar con las zanahorias en una cacerola de acero inoxidable y las dejamos reposar durante una hora. Lavamos muy bien con agua caliente los limones y las naranjas para eliminar la capa de cera que las recubre, sobre todo si no son ecológicas. Las secamos y pelamos lo más finamente posible de modo que en la piel no haya nada de la capa blanca. Cortamos las pieles en tiras muy finas y las echamos en un cazo, las cubrimos de agua y dejamos que cuezan hasta que estén blandas. Después, escurrir y reservar. Eliminamos por completo la parte blanca de las naranjas y los limones y cortamos en daditos minúsculos y lo incorporamos a la cacerola con la zanahoria y con el azúcar. Por otro lado, pelamos el jengibre y lo cortamos en rodajitas, añadimos también a las zanahorias y mezclar todo. Ponemos la cacerola al fuego y llevar a ebullición, bajamos un poco el fuego y removemos con frecuencia. Dejar cocer durante 45 minutos aproximadamente, hasta que empiece a tener la consistencia de mermelada. Añadimos entonces las tiritas de piel de limón y naranja y lo dejamos cociendo unos cinco minutos más moviéndolo. Vertemos la mermelada en tarros esterilizados y tapamos herméticamente.

CREMA DE REQUESÓN CON FRUTOS ROJOS

Ingredientes

8 cucharadas de requesón
la piel rallada de un limón (solo la parte amarilla)
6 cucharadas de azúcar integral de caña
400 grs de frutos rojos variados

Preparación

Batimos el requesón con la ralladura del limón y tres cucharadas de
azúcar integral de caña. Lavamos los frutos rojos en un colador.
Escurrimos. Trituramos con las otras cucharadas de azúcar integral. Mezclamos el requesón con los frutos rojos pero sin que quede demasiado homogéneo. Llevamos a la nevera una hora.

MOUSSE DE ALBARICOQUE

INGREDIENTES

4 tazas de albaricoques deshuesados y partidos en dos
    o 2 tazas de albaricoques deshidratados remojados
1 cucharadita de agar-agar en polvo
2 tazas de zumo de manzana
1 vaina de vainilla partida a lo largo
⅓ de cucharadita de estevia en polvo (opcional)
1 taza de crema de arroz o copos de avena cocidos
1 pizca de sal
fresas frescas para decorar

Preparación

En una cacerola ponemos el zumo de manzana, los albaricoques, el agar-agar, estevia, sal y vainilla y dejamos cocer durante 15 minutos. Sacamos la vaina de vainilla. Mezclamos haciendo un puré con la avena o la crema de arroz, lo que hayamos elegido y lo volcamos en un molde refractario y esperamos a que cuaje. Sacamos del molde y decoramos con las fresas.

PLATOS PRINCIPALES

CREMA DE CALABAZA Y ARROZ

INGREDIENTES

100 grs de arroz integral cocido
2 cucharadas de mantequilla ecológica sin sal
    o aceite de oliva
1 cebolla mediana
1 chalota grande picada
1 calabaza pequeña en trozos sin semillas
1 cucharada de jugo de jengibre fresco
pipas de calabaza
hojas de romero
un poco de chile
semillas
pizca de sal sin refinar

Preparación

Derretimos la mantequilla o el aceite de oliva en una olla grande a fuego medio. Añadimos la cebolla, el chile, la pizca de sal. Lo cocinamos durante 5 minutos, luego añadimos la calabaza, el jengibre, la chalota, las hojas de romero y unas 6 tazas de agua (dependiendo de si lo queremos más o menos espeso). Después le añadimos el arroz y lo dejamos unos 10 minutos. Por último añadimos las pipas de calabaza y las semillas.

 Podemos dejarlo en sopa o triturarlo y hacer una crema.

TORTAS DE LENTEJAS CON YOGUR

INGREDIENTES

15 grs de piñones o 3 nueces
un buen manojo de espinacas
100 grs de lentejas cocidas
3 hojas de albahaca fresca
2 cucharaditas de perejil picado
1 diente de ajo picado
½ limón
4 cucharadas de yogur natural
25 grs de aceite
almendras
pimienta recién molida
tostada de pan de espelta o cogollos
sal

Preparación

Calentamos en una sartén los piñones o nueces y cocinamos a fuego medio hasta que estén tostados ligeramente. Reservamos para que se enfríen. Cortamos o rompemos con la mano las espinacas y las hojas de albahaca en trocitos pequeños. Colocamos en un bol las lentejas ya cocidas y las mezclamos con las espinacas, la albahaca, el perejil y el ajo. Le ponemos el chorrito de limón y le echamos el yogur. Mezclamos con cuidado y muy bien. Luego le ponemos aceite de oliva al gusto, sal y pimienta. Partimos los piñones o las nueces y se los colocamos por encima. Ponemos la mezcla sobre unas tostadas de pan de espelta o unos cogollos de Tudela. Esta mezcla se puede conservar en la nevera dos o tres días.

PURÉ DE QUINOA Y BONIATOS

500 grs de quinoa
4 boniatos medianos
1 vaso de leche de avena
1 cuchara sopera de tahín blanco
sal y pimienta

Preparación

Cocemos la quinoa durante 20 minutos. Colamos y escurrimos bien. La trituramos con una batidora. En otra olla cocemos los boniatos pelados hasta que estén blandos. Los aplastamos con un tenedor o un pasapurés. Juntamos los dos purés y removemos hasta que el color sea uniforme. Añadimos la leche de avena, el tahín y salpimentamos. Lo ponemos en el fuego y removemos hasta que espese.

Este plato es mejor comerlo caliente o a temperatura ambiente porque así el sabor dulce destaca. Ideal como desayuno o comida. También podemos dejar la quinoa sin triturar y comerla entera.

SOPA DE CHAMPIÑONES

INGREDIENTES

1 cucharada de aceite de oliva extra virgen
1 cebolla mediana, troceada y en rodajas finas
3 tallos de apio en rodajas finas
1 zanahoria mediana, cortada en rodajas finas
8 dientes de ajo medianos en láminas muy finas
2 cucharadas de jengibre pelado y rallado
¾ cucharadita de pimienta blanca molida
1 ½ tazas de champiñones cortados (o cualquier otra seta que nos guste)
240 grs de tofu firme cortado en lonchas delgadas
2 ½ cucharaditas de sal fina
cebollas verdes
brotes de guisante
rábano sandía

Preparación

Calentar el aceite en una olla grande a fuego medio y agregar la cebolla, el apio, la zanahoria, el ajo y el jengibre. Saltear suavemente hasta que esté pochado, pero que no llegue a dorarse. Si en este salteado necesitara más agua porque se quedara seco, se añade un poco. Agregar la pimienta blanca y 10 tazas de agua. Mantenemos el caldo a fuego lento, durante 15 minutos. Añádimos los champiñones, el tofu y la sal, y cocinamos a fuego lento durante 5 minutos más. Servir la sopa en tazones de poca profundidad y la parte superior con una gran cantidad de cebollas verdes, brotes de guisante y unas rebanadas de rábano sandía. Añadir un chorrito de acabado de aceite de oliva, ¡y listo!

Esta sopa de es una maravilla para nuestro sistema inmunológico, además de ser rica en proteínas gracias a los champiñones y al tofu.

PASTEL DE ZANAHORIA

¾ de una taza grande de mijo
1 taza grande de polenta
1 litro de zumo de manzana (si es ecológica mejor)
1 cucharada sopera de zumo de jengibre
½ kilo de zanahorias ralladas
1 puñado de pasas
1 cucharada de aceite de sésamo

Preparación

Lo primero que hacemos es cocer el mijo en el zumo de manzana durante 20 minutos. Por otro lado cocemos la polenta. La ponemos en agua echándola poco a poco y removiendo con una cuchara de madera hasta que se forme una pasta. Una vez cocido el mijo, cogemos un molde de pastel. En él mezclamos el mijo y la polenta con el zumo de jengibre, la zanahoria rallada, las pasas y el aceite de sésamo. Una vez caliente el horno, lo metemos dentro y lo dejamos cocer a una temperatura de 120 grados durante una hora. Dejamos enfriar y quitamos el pastel del molde.

Zanahoria

La zanahoria es un auténtico alimento medicina. Gracias a la cantidad de vitamina C, carotenoides y folatos que tiene es muy indicada para mantener el buen estado de la piel y las mucosas. Con cien gramos de zanahoria se obtiene el betacaroteno suficiente como para que nuestro organismo produzca casi el triple de la vitamina A que necesita un adulto.

ENSALADA DE PEPINO Y ALBAHACA

INGREDIENTES

3 pepinos cortados finos
3 tomates maduros
1 lechuga batavia troceada
2 cucharadas de albahaca fresca
una pizca de orégano seco
2 cucharadas de aceite de oliva
2 cucharadas de vinagre de arroz
2 cucharadas de zumo concentrado de manzana

Preparación

Colocamos la lechuga troceada en una fuente. Ponemos el pepino y el tomate encima. Espolvoreamos con orégano seco, aceite de oliva, vinagre de arroz y el zumo de manzana. Decoramos con albahaca fresca y servimos.

Pepino

El pepino limpia y embellece la piel. La hidrata y le aporta azufre para su buen estado (de las uñas y pelo también) a la vez que limpia la sangre. También se puede utilizar aplicado localmente, la desinflama.

QUINOA CON ALMENDRAS

INGREDIENTES

½ taza de almendras
un poco de aceite de oliva
1 cebolleta picada
1 taza de quinoa
2 tazas de caldo de verduras
1 ramita de salvia
1 cucharadita de perejil picado
sal
pimienta recién molida
cebollino

Preparación

En una sartén salteamos las almendras unos minutos. Reservamos.
En una cazuela mediana calentamos un poco de aceite y añadimos
la cebolleta. Después añadimos la quinoa y removemos para luego
echar el caldo de verduras y lo dejamos hervir 15 minutos a fuego
lento. Retiramos del fuego y lo dejamos reposar unos 3-5 minutos.
Agregamos el perejil, el cebollino, las almendras tostadas, sal y pimienta.

Quinoa

*La quinoa es una semilla pero por sus características culinarias se
puede tratar como un cereal. Tiene muchas proteínas y grasas insaturadas y menos hidratos que otros cereales como el trigo. También tiene
fibra y gran cantidad de minerales como potasio, calcio, fósforo, hierro,
vitaminas del grupo B y E. Se puede cenar perfectamente.*

TEMPEH CON ARROZ SOFRITO

1 cucharadita de aceite de oliva virgen extra
1 diente de ajo picadito
1 zanahoria cortada en dados pequeños
2 tazas de arroz cocido
1 taza de guisantes frescos cocidos
225 grs de tempeh cortado en daditos, cocido y sazonado
2 cucharadas soperas de salsa de soja

Preparación

En una cacerola salteamos en el aceite la zanahoria durante tres minutos aproximadamente, casi al final echamos el ajo. Agregamos el arroz y salteamos durante unos dos minutos más, añadimos el tempeh, los guisantes y la salsa de soja, mezclándolo todo muy bien y dejándolo cocer unos cinco minutos. Lo servimos inmediatamente.

ENSALADA DE PATATAS CON AGUACATE

INGREDIENTES

800 grs de patatas
200 grs de crema de soja
150 ml de caldo de verduras
2 cucharadas de eneldo fresco
1 aguacate maduro
zumo de 1 lima
sal y pimienta negra

Preparación

Ponemos a hervir las patatas con piel en abundante agua con sal,
durante unos 20 minutos. Las escurrimos y dejamos enfriar un
rato. Mientras tanto preparamos el aliño con el caldo, la crema de
soja, el eneldo picado, sal y pimienta. Pelamos las patatas y cortamos rodajas de unos 8 milímetros. Mezclamos con el aliño y reservamos. Partimos el aguacate por la mitad y quitamos el hueso. Sacamos la pulpa, cortamos en láminas y las rociamos enseguida con
el zumo de lima. En una ensaladera ponemos la ensalada de patata
y decoramos con el aguacate rociando de pimienta negra recién
molida.

CROQUETAS DE BONIATO

1 kg de boniatos
250 grs de coco rallado
8 cucharadas de miel
½ cucharada de canela en polvo

Preparación

Cepillamos y lavamos los boniatos. Los ponemos en agua hirviendo sin sal hasta que estén tiernos. Una vez tibios, los pelamos y los pasamos por el pasapurés. En un bol mezclamos los boniatos, la miel y la mitad del coco rallado. Mezclar bien hasta obtener una masa homogénea. Mezclar el resto de coco con la canela. Hacer croquetas con la masa y rebozar en el coco.

TORTILLA DE BONIATOS

INGREDIENTES

1 boniato mediano
1 cebolla dulce
1 pimiento verde
1 cucharada de aceite de oliva virgen extra
1 cucharada de mantequilla
200 grs de jamón ahumado
sal y pimienta negra
huevos

Preparación

En primer lugar pelamos los boniatos y los cortamos en daditos de un centímetro. Ponemos en una cacerola agua y sal a hervir, echamos los boniatos y hervimos durante ocho minutos. Escurrimos y reservamos. En una sartén para tortilla con un poco de aceite salteamos la cebolla y el pimiento picados hasta que estén tiernos. Añadir el jamón cortado en tiritas y los daditos de boniato. Removemos y rehogamos unos minutos más. Incorporamos la mantequilla y, mientras se funde, batimos los huevos con sal y pimienta. Los vertemos en la sartén y mezclamos con las verduras, voltear con un plato cuando el huevo esté casi cuajado. Se puede servir caliente o del tiempo.

TORTILLA DE NABOS

INGREDIENTES

4 nabos
4 huevos
aceite

Preparación

Ponemos los nabos en aceite. Pasados 20 minutos, los retiramos y ponemos a escurrir. Mientras batimos los huevos y luego mezclamos. Cuajamos en sartén y servimos.

Nabo

El nabo es muy rico en calcio, en vitaminas del grupo B y C, y fibra. Es alcalinizante, depurativo y diurético. Sus hojas (los grelos) son más depurativas que el propio nabo.

HUMUS DE GUISANTES

500 grs de guisantes frescos
1 diente de ajo
zumo de ½ limón
2 cucharaditas de tahín
1 cucharadita de comino molido
4 cucharadas de aceite de oliva
1 cucharada de yogur natural
1 cucharadita de sal
1 ramita de menta
1 cucharadita de pimentón dulce

Preparación

Cocemos los guisantes en abundante agua hirviendo. Colamos y reservamos un poco de líquido de la cocción. Trituramos los guisantes con el ajo, el zumo de limón, el tahín, el comino molido, el yogur natural, la menta, el pimentón dulce, el aceite de oliva y la sal en un robot de cocina o batidora. Si queda demasiado espeso se añade un poco de agua sobrante de la cocción. Ponemos el humus de guisantes en un bol, un poco de menta fresca y un poco de pimentón dulce. Este humus es muy ligero, muy digestivo y con mucha fibra. Se puede utilizar como aperitivo, como base de bocadillos o incluso en ensaladas.

Guisante

El guisante tiene vitamina E, un gran antioxidante, además de magnesio, cinc, hierro y fibra. En cantidad de proteínas supera a la patata. Si los mezclamos con cereales hacen una mezcla muy buena de proteínas.

PASTEL DE COLIFLOR

INGREDIENTES

1 bloque de tofu fresco
1 bloque de tofu ahumado
3 cebollas
2 hojas de laurel
media coliflor cortada en flores pequeñas
una taza de aceitunas cortadas sin hueso
3 cucharadas de miso blanco
aceite de oliva
perejil cortado

Preparación

Salteamos las cebollas con un poco de aceite, el laurel y una pizca de sal marina durante siete minutos. Añadimos la coliflor y lo salteamos otros siete minutos más. Desmenuzamos los bloques de tofu, primero con un tenedor y luego con el pasapurés con un poco de agua, el miso blanco y dos cucharadas de aceite de oliva, hasta que obtengamos una consistencia tipo paté. Mezclamos en una fuente para hornear la crema de tofu con las verduras y aceitunas, procurando que todo quede bien mezclado. Horneamos a temperatura media unos 45 minutos. Dejamos enfriar un poco y servimos con perejil cortado.

MIJO CON REMOLACHA

INGREDIENTES

250 grs de mijo lavado
2 cebollas cortadas finas
1 zanahoria
Un bloque de tofu cortado en dados
50 grs de guisantes cocidos
3 tazas de agua fría
una pizca de sal marina
aceite de oliva
laurel
2 cucharadas de alcaparras

Para la salsa de remolacha:

2 cebollas cortadas finas
5 zanahorias
1 o 2 remolachas cocidas
2 cucharadas de aceite de oliva
1 cucharada de orégano

Opcional para el aliño:

vinagre de arrroz
vinagre umeboshi

Preparación

Salteamos la cebolla con un poco de aceite y una cucharadita de agua con la sal marina durante seis minutos. Añadimos el laurel, la zanahoria, el agua restante, el mijo. Tapamos y cocemos durante 20 minutos. Añadimos los guisantes cocidos y el tofu. Retiramos el laurel. Colocamos el tofu en un molde de cerámica o vidrio. Dejamos enfriar. Cortamos y servimos junto a la salsa de remolacha.

Para la salsa de remolacha:

Salteamos 10 minutos las cebollas con un poco de aceite. Añadimos las zanahorias, el orégano y agua. Tapamos y dejamos cocer a fuego lento 15 minutos. Hacemos puré con las verduras y la remolacha en trozos hasta obtener la consistencia que más nos guste. Aliñamos de manera tradicional o le podemos poner vinagre de arroz o vinagre umeboshi.

CARPACCIO DE TERNERA CON CHAMPIÑONES Y ALCAPARRAS

Ingredientes

150 grs de filete de ternera
film transparente
champiñones crudos
40 grs de queso parmesano o almendra picada
6 hojas de rúcula
30 grs de aceite de oliva
vinagre
sal
pimienta negra
alcaparras

Preparación

Limpiamos el filete de ternera de nervios y grasa. Lo cortamos en láminas finitas y las vamos colocando sobre el film transparente, untado ligeramente con aceite. Una vez tengamos la carne cortada, tapamos con otra capa de film transparente. Golpeamos la superficie con un mazo de madera transparente para que las láminas sean más finas. Guardamos en la nevera durante 30 minutos. Retiramos el film transparente y cubrimos la base del plato con el carpaccio de ternera, láminas juntas pero sin amontonar. Le repartimos por encima la sal y la pimienta negra. A continuación echamos los champiñones por encima. Por último, repartimos las alcaparras y el queso parmesano o las almendras y la rúcula y, a continuación, el aceite y el vinagre.

Es un plato de digestión ligera que se puede comer o cenar. Puede ser más o menos ligero y esto dependerá de la cantidad de queso parmesano que le pongamos. El carpaccio se puede guardar en la nevera unos días y lo podemos utilizar en cualquier momento para preparar una comida rápida y nutritiva.

MENESTRA DE CEBADA

250 grs de cebada
1 ½ de agua
200 grs de judías verdes
100 grs de guisantes
1 zanahoria
1 apio
1 tira de alga kombu
pimentón dulce
pimienta
aceite de oliva
sal

Preparación

Ponemos a hervir el agua con una pizca de sal y echamos el alga kombu. Cocinamos a fuego lento y tapado durante 40 minutos. Troceamos las judías y la zanahoria y las salteamos en una sartén con el apio y unas gotas de aceite. Añadimos el salteado a la cebada y cocinamos 40 minutos más. Luego agregar el pimentón y la pimienta. Servir con un chorrito de aceite de oliva. A esta menestra le podemos poner espinacas, alcachofas, coliflor.

Cebada

La cebada tiene más proteínas que el trigo. Es digestiva. Tiene una gran cantidad de vitaminas, oligoelementos y minerales.

QUICHE DE PIMIENTOS ROJOS Y ACEITUNAS

INGREDIENTES

1 cebolla
½ pimiento rojo
½ pimiento amarillo
1 bloque de tofu
sal marina
curry
miso blanco
aceite de oliva
50 ml de agua
aceitunas
albahaca fresca
cúrcuma

Preparación

En un poco de aceite y agua salteamos la cebolla con sal durante 10 minutos. Añadimos el pimiento rojo y amarillo a tiras y la albahaca. Desmenuzamos el bloque de tofu y lo pasamos por la batidora con agua, miso blanco, cúrcuma y dos cucharadas de aceite de oliva hasta obtener un paté. Juntamos la mezcla del tofu con las verduras, las aceitunas y la albahaca fresca. Lo ponemos en un molde para horno y lo metemos unos 45 minutos a temperatura media. Retirar y servir. Servir con ensalada de escarola.

ALBÓNDIGAS DE TOFU

INGREDIENTES

1 barra de tofu
¼ de taza de nuez picada
¼ de taza de pan molido o germen de trigo
2 cucharadas soperas de harina de trigo integral
1 cucharada sopera de perejil fresco picado
½ cucharadita de orégano
½ cucharadita de albahaca
½ cebolla finamente picada
1 cucharada sopera de salsa de soja

Preparación

Mezclamos todos los ingredientes muy bien y hacemos bolas del tamaño de una albóndiga. Podemos freírlas u hornearlas a 175 grados hasta que estén bien doradas. Las podemos servir como aperitivo, o bañarlas con una salsa y una vez tapadas hornearlas durante 20 minutos más y acompañarlas con tallarines.

PIZZA DE TOFU A LAS FINAS HIERBAS

Ingredientes

50 grs de copos de avena
300 grs de harina de avena
25 ml de agua
25 ml de aceite de oliva
2 cucharaditas de semillas de sésamo
4 cebollas
250 grs de tofu a las finas hierbas
150 grs de tofu
1 taza de leche de avena
½ cucharadita de kuzu
orégano
sal tamari

Preparación

En un recipiente hondo ponemos los copos, la harina, el sésamo y la sal. Mezclamos bien con las manos. Añadimos el aceite y el agua y volvemos a remover hasta formar una masa. Dejamos reposar 15 minutos. Encendemos el horno. Cortamos las cebollas finas y las salteamos con unas gotas de aceite, luego añadimos el tamari. Diluimos el kuzu con la leche de avena y lo echamos al salteado de cebollas removiendo hasta que espese. Reservamos. Rompemos los tofus con las manos y salteamos con unas gotas de aceite. Condimentamos con tamari. En un molde, previamente aceitado, extendemos la masa y echamos una capa de cebollas, otra de tofu y luego otra de cebollas. Así hasta que se acabe el relleno. Horneamos a fuego alto durante 15 minutos y otros 15 a fuego medio. Servimos decorada con orégano o estragón. Esta masa también la podemos rellenar con espinacas, calabacines. Podemos ponerle aceitunas, piñones o lo que más nos guste.

SALMÓN AL PESTO

INGREDIENTES

2 rodajas de salmón macerado durante treinta minutos en zumo de limón

Salsa pesto:

albahaca y perejil fresco cortado fino
1 diente de ajo picado
1 cucharadita de aceite de oliva
media cucharada de pasta umeboshi
2 cucharadas de miso blanco
2 cucharadas de almendra en polvo
Agua

Preparación

Ponemos todos los ingredientes del pesto en un bol y trituramos hasta conseguir una consistencia espesa. Si vemos que necesitamos agua, podemos utilizar más. Hacemos el salmón al vapor durante unos 10 minutos. Retiramos y servimos con la salsa pesto. El salmón podemos ponerlo en papillote y le añadimos unas verduritas. También en el agua de la cocción podemos ponerle una hoja de laurel o la hierba aromática que más nos guste.

HAMBURGUESAS DE TRIGO SARRACENO

INGREDIENTES

250 grs de trigo sarraceno
½ l de agua
50 grs de harina de espelta
1 cebolla
1 pimiento verde
1 pimiento rojo
2 dientes de ajo
1 puñado de alga arame
aceite de oliva
sal
tamari

Preparación

Lavamos el trigo y lo tostamos en una sartén sin aceite. Lo ponemos en una olla con el agua y la pizca sal durante 20 minutos a fuego lento. Lo dejamos enfriar. Picamos los ajos, la cebolla y los pimientos en cuadraditos. Lo salteamos con aceite en la sartén. Agregamos las algas arame con unas gotas de tamari. Lo salteamos hasta que la cebolla y el pimiento estén bien hechos. Agregamos el trigo junto con la harina y lo mezclamos bien con las manos. A la mezcla le damos la forma de hamburguesa. Pasamos por la sartén vuelta y vuelta.

Si no podemos tomar gluten, en lugar de harina de espelta podemos utilizar harina de garbanzo, así ya no hay trigo. El trigo sarraceno no tiene gluten, ni pertenece a la familia del trigo, sino a la de las amarantáceas. También se lo conoce con el nombre de alforfón o kasha (cuando está ligeramente tostado). Al ser un alimento que nos proporciona calor interno es ideal para prevenir la retención de líquidos. Este plato es muy nutritivo.

Esta es una base para hacer hamburguesas con otros ingredientes principales, como por ejemplo: arroz basmati, arroz integral. Es una receta perfecta para poder agregar aceitunas o nueces. Y si tenemos falta de calcio le podemos poner alga hiziki.

HÁBITOS QUE HEMOS DE TENER EN CUENTA

- Intentar controlar el estrés, ya que este aumenta la secreción de unas proteínas del intestino (interferom gamma) que inducen a una excesiva permeabilidad de la mucosa intestinal. Si esta está en mal estado penetran grandes moléculas que son muy difíciles de digerir y pueden llegar a saturar la piel.

- El tabaco y el azúcar destruyen el colágeno (el soporte) de la piel. También los excesos del café y té, ya que mucha cafeína o teína hace que eliminemos minerales imprescindibles para ella (como el cinc y el potasio), además de ponerlo difícil en la absorción de vitaminas del grupo B. Igual que el alcohol, la deshidrata.

- El sol. Nunca olvides que la piel, igual que tú, tiene memoria.

- El frío, los rayos ultravioleta y los diuréticos.

- Comer muchas frutas y verduras crudas y al vapor. Huir de los rebozados, fritos a altas temperaturas, margarinas, planchas que no sean caseras, bebidas con gas y azucaradas.

- Siempre limpiar con un tónico suave antes de dormir. Podemos hacerlo en casa. Hacemos una infusión de malva o bardana la ponemos en un vaporizador y rociamos una vez limpia.

	DESAYUNO
LUNES	TOSTADA DE PAN INTEGRAL CON GERMEN DE TRIGO, LEVADURA DE CERVEZA, SEMILLAS Y ACEITE
MARTES	TORTITAS DE AVENA
MIÉRCOLES	TOSTADAS CON MERMELADA DE ZANAHORIAS
JUEVES	CREMA DE REQUESÓN CON FRUTOS ROJOS
VIERNES	PASTEL DE ALGARROBA
SÁBADO	COPOS DE AVENA CON FRUTOS SECOS Y CANELA EN BEBIDA VEGETAL
DOMINGO	BATIDO DE YOGUR, PLÁTANO Y AVENA

MENÚ SEMANAL TIPO

COMIDA	CENA
CONSOMÉ. MIJO CON REMOLACHA. INFUSIÓN	SOPA DE CHAMPIÑONES Y CROQUETAS DE BONIATOS
ENSALADA DE ENDIVIAS CON GRANADA Y REMOLACHA. CARPACCIO DE TERNERA. INFUSIÓN	SOPA DEPURATIVA. PAN DE CENTENO CON HUMUS DE GUISANTES. INFUSIÓN
ALBÓNDIGAS DE TOFU CON ARROZ INTEGRAL	CALDO DE VERDURAS. TOSTAS DE LENTEJAS CON YOGUR
TEMPEH SAZONADO CON ARROZ FRITO. INFUSIÓN	CONSOMÉ DEPURATIVO. PASTEL DE COLIFLOR
MIJO CON REMOLACHA	SALMÓN AL PESTO CON ENSALADAS DE ENDIVIAS Y GRANADA
QUINOA CON HUEVOS ESCALFADOS	ENSALADA DE PEPINO Y ALBAHACA. MENESTRA DE CEBADA
PASTA DE ESPELTA CON GUISANTES. INFUSIÓN	SOPA MISO. QUICHE DE PIMIENTOS ROJOS Y ACEITUNAS

7

El estreñimiento

Todos sabemos qué es el estreñimiento, pero me gustaría, llegados a este punto del libro, explicar este trastorno. El estreñimiento es el tránsito lento o dificultoso del contenido intestinal con evacuaciones poco frecuentes y de heces excesivamente duras. La mayor parte de los casos de estreñimiento son de tipo funcional y se debe a una atonía o debilidad muscular del intestino grueso. Únicamente en casos concretos es de tipo orgánico, siendo el cáncer de colon o recto la causa más grave. Se considera normal evacuar dos veces al día hasta una vez cada dos días, aunque lo ideal es ir a diario. Si disminuye la frecuencia se considera estreñimiento.

Existen muchas causas que dificultan ir de manera regular al baño. Por ejemplo, beber poca agua, no comer fibra o abusar de los alimentos desnaturalizados. Esto hace que la pared intestinal no tenga ningún estímulo para moverse y finalmente se debilite. También la falta de ejercicio físico acentúa el estreñimiento, porque al no tonificar el diafragma, que es uno de los músculos que lo impulsa hacia abajo, este no tiene fuerza y no empuja.

Alimentos para evitar el estreñimiento

Agua, fibra, cereales integrales, semillas, hortalizas, legumbres, manzana, uva, higo, ciruela, granada, maíz.

Alimentos que provocan estreñimiento

Bollería refinada, panes y harinas blancas y grasa trans.

DESAYUNOS

BOL DE CEREALES INTEGRALES CON CANELA

INGREDIENTES

un buen puñado de cereales integrales para el desayuno
    (podemos elegir: arroz, avena, cebada o quinoa)
bebida vegetal de avena o arroz
4 almendras
4 piñones
canela en rama

Preparación

Ponemos a calentar la bebida a fuego lento-medio con la ramita de canela. Retiramos. En el bol echamos los cereales y los frutos secos e incorporamos la leche.

Muchas veces, si me ha sobrado arroz o quinoa del día anterior, hago esto. O compro los cereales integrales hinchados ya preparados para el desayuno sin azúcares añadidos. Se digieren fenomenal y no tenemos sensación de hambre a lo largo de la mañana.

MANZANAS CON GRANOLA

600 grs de manzanas
una taza de copos de avena
3 cucharadas de aceite de maíz biológico
½ taza de semillas de girasol biológicas
ralladura de naranja
zumo de manzana
½ taza de harina integral
3 cucharadas soperas de melaza de trigo
½ taza de pasas biológicas
canela en polvo
una pizca de sal

Preparación

Calentamos un poco la melaza y luego la mezclamos con todos los ingredientes a excepción de las manzanas. A continuación pelamos las manzanas y las cortamos en dados. Ponemos los dados de manzana sobre una bandeja de horno. Le echamos la sal y lo rociamos con el zumo de manzana. Encima ponemos la mezcla de la melaza con el resto de ingredientes. Horneamos durante 10 minutos tapado a una temperatura de 180 grados centígrados y otros 10 minutos a la misma temperatura sin tapar para que se dore.

PUDIN DE AVENA CON ALMENDRAS

INGREDIENTES

3-4 tazas de avena cocida
1-2 manzanas ralladas
1 cucharadita de canela
sal al gusto
¼ de taza de malta de cebada o ⅓ cucharadita de estevia en polvo
    (opcional)
½ taza de avena en copos, tostadas
¼ de taza de almendras molidas

Preparación

Precalentamos el horno a 175 grados centígrados. Untamos un molde para tartas con aceite o lecitina, cubrimos con los copos de avena la base y los lados. En un tazón mezclamos la avena cocida, la manzana, canela, el dulcificante y la sal. Echamos esta mezcla por encima de los copos de avena en el molde y espolvoreamos con las almendras molidas. Introducimos en el horno caliente y horneamos durante 30 minutos. Dejar enfriar antes de servir.

PLATOS PRINCIPALES

SOPA MISO TAHINI

INGREDIENTES

calabaza sin semillas en trocitos
½ nabo blanco pelado y cortado
4 tazas de agua
2 cucharadas de miso blanco o al gusto
¼ de taza de tahini
ralladura de limón
3 tazas de arroz integral cocido
1 aguacate en rebanadas
1 manojo de cebollino picado
col rizada
semillas de sésamo tostado

Preparación

Ponemos una olla con agua a hervir y le ponemos la calabaza y el nabo y la col rizada. Lo llevamos a ebullición suave. Cocinamos unos 15 minutos hasta que las verduras estén tiernas. Retiramos la olla del fuego y dejamos enfriar ligeramente. Vertemos unas cucharadas de agua caliente en un tazón pequeño y batimos el miso. Vertemos el miso con el tahini y la ralladura de limón. Probar si necesita más sal o tahini.

Colocar en una taza el arroz o pasta de soja en cada plato junto con la calabaza, el nabo y el aguacate en rebanadas. Ponemos el caldo. Luego el agua caliente, pizca de cebollino y semillas de sésamo. Si lo volvemos a calentar, siempre a fuego lento para que el miso no pierda propiedades.

CHUCRUT DE FERMENTACIÓN RÁPIDA

INGREDIENTES

1 kg de repollo blanco
2 cucharaditas de sal
½ de bayas de enebro

Preparación

Cortamos el repollo muy fino en juliana. Mezclamos el repollo con las bayas de enebro y esparcimos la sal. Prensamos con las manos, con movimientos redondos para que empiece a salir el líquido. Cubrimos bien. Dejamos reposar media hora. Volvemos a repetir la operación de prensado durante dos veces, cada 20 minutos. Al cabo de ese tiempo ya está listo para servir.

El chucrut es un plato típico alemán que se puede comprar ya hecho. Es excepcional para todos los intestinos, sobre todo los más delicados, ya que ayuda a repoblar la flora intestinal. Ideal para los que tienen hinchazón abdominal.

CALDO DE CEBADA

INGREDIENTES

1 col rizada o repollo
2 cebollas grandes
2 manzanas
2 troncos de apio (opcional)
1 taza de cebada (o centeno o espelta)
4 ½ l de agua mineral
20 grs de jengibre fresco
½ limón
1 cucharada rasa de miso

Preparación

Ponemos el agua en la olla y la llevamos a ebullición. Troceamos todas las verduras, las manzanas y la cebada y lo dejamos a fuego lento como dos horas. Sacamos del fuego y colamos. Rallamos el jengibre y escurrimos la ralladura en el caldo. Exprimimos el medio limón y añadimos una cucharadita de mugi miso disuelto previamente en un poco de caldo caliente. Tomamos la mezcla durante todo el día o bien alternamos el caldo con las verduras y la cebada cocinadas y servidas con un chorrito de aceite de oliva.

COLESLAW

3 zanahorias
½ col blanca
1 manojo de rabanitos
3 cucharadas de aceite de oliva virgen
1 cucharada de vinagre de manzana
1 cucharada de salsa de soja
250 ml de yogur natural

Preparación

Pelamos las zanahorias. Cortamos en juliana las coles y las zanahorias con una mandolina o cuchillo muy afilado. Lavamos y rallamos los rabanitos. Ponemos las zanahorias, las coles y los rabanitos en un bol con una pizca de sal. Estrujamos unas cuatro o cinco veces para que pierdan su rigidez y suelten enzimas. En un bol mezclamos el yogur con el vinagre de manzana, el aceite de oliva y la salsa de soja. Batimos muy bien. Mezclamos las verduras con el aliño y servimos.

Esta ensalada es muy rica en vitamina C, por eso no hay que tardar mucho tiempo en comerla, para que no se pierda.

SOPA DE NABO Y PUERRO

INGREDIENTES

2 nabos pequeños pelados y cortados
6 puerros cortados en rodajas
1 pastilla de caldo vegetal ecológico o mezcla de nuestras hierbas
    aromáticas favoritas
3 cebollas laminadas
1 diente de ajo
un puñado de estragón o cilantro.

Preparación

Ponemos un litro de agua en una cacerola y le añadimos las plantas aromáticas o la pastilla de caldo de verduras ecológica, y llevamos a ebullición. Agregamos el nabo y dejamos hervir durante 10 minutos. Añadimos los puerros y dejamos hervir durante otros cinco minutos. Después agregamos las cebollas y el ajo y dejamos hervir otros cinco minutos. Lo sacamos del fuego y le añadimos el estragón. Lo licuamos todo.

ROLLITO DE SUSHI VEGETAL

2 vasos de aguacate aplastados
láminas de alga nori cruda (la cantidad depende de los rollitos
    que queramos)
1 vaso de col desmenuzada
1 vaso de zanahoria desmenuzada
1 vaso de brotes de alfalfa
tiras finas de pepino
eneldo fresco
2 vasos de arroz integral hervido

Preparación

Untamos las láminas de alga nori, con el lado brillante hacia abajo, de pasta de aguacate, dejando un par de centímetros al descubierto para poder ayudar a cerrar el rollo. A lo largo del centro colocamos una hilera de col, zanahoria, alfalfa, pepino, arroz integral y el eneldo. Enrollamos la lámina desde la parte interior y la apretamos firmemente.

ARROZ INTEGRAL CON SETAS

INGREDIENTES

2 tazas arroz integral previamente cocido
2 cucharadas de aceite de oliva virgen extra
2 cucharadas de mantequilla sin sal
2 dientes de ajo muy picado
una pizca de sal fina sin refinar
340 grs de rebozuelos o setas al gusto
225 grs de tofu cortado en cubitos pequeños
1 col pequeña bien picada
copos de shichimi togarashi o chile rojo al gusto

Preparación

Calentar el aceite de oliva y mantequilla en una sartén grande. Aña-dimos las setas y mezclamos. Las dejamos hasta que suelten todo su jugo y estén un pelín doradas, más o menos cinco o siete minutos. Ponemos el ajo justo antes de que termine la cocción de las setas. Usando la misma sartén grande sin limpiarla, cocinamos el tofu junto con unas pizcas de sal a fuego medio-alto hasta que esté caliente y hasta que comience a dorarse un poco. Aproximadamente un minuto antes de terminar la cocción del tofu, ponemos la col rizada y lo dejamos alrededor de un minuto. Sazonar generosamente con shichimi togarashi y sal al gusto. Para cada ración, servir una cucharada colmada de arroz junto con un poco de la mezcla de tofu y col rizada con otra cucharada de setas.

ARROZ SALVAJE CON SALTEADO DE VERDURAS

INGREDIENTES

1 taza de arroz salvaje o arroz integral
½ taza de arroz integral
100 grs de judías azukis o lentejas
4 tazas de agua
sal

Para el salteado:

2 cebollas
1 zanahoria
1 cucharadita de tahimi
1 hoja de laurel
aceite de oliva o de sésamo
salsa tamari

Preparación

Dejamos las azukis en remojo con agua durante la noche. Ponemos en una olla aceite y echamos el arroz salvaje y las azukis y removemos. Luego ponemos el agua y lo dejamos unos 30 minutos. Mientras, salteamos las cebollas y las zanahorias con laurel y aceite en una sartén. Aparte deshacemos el tahimi con la salsa tamari. Lo mezclamos con las verduras y estas con el arroz y las azukis.

ENSALADA DE BERENJENAS CON YOGUR

2 berenjenas medianas
1 ½ yogur
2 dientes de ajo
aceite de oliva virgen extra
sal y pimienta negra

Preparación

Lavamos y secamos las berenjenas. Las cortamos longitudinalmente en láminas de unos cinco milímetros de grosor, las espolvoreamos con sal y dejamos que «suden» durante 30 minutos. Las lavamos de nuevo y secamos. Calentamos aceite en una sartén y freímos las láminas de berenjena dejándolas en una fuente con papel de cocina hasta que estén tibias. Mientras tanto picamos el ajo muy finamente y lo mezclamos con el yogur, salpimentamos y removemos bien. Cortamos las láminas de berenjena en tiras y las colocamos en una fuente plana, echamos la salsa de yogur por encima y lo dejamos reposar dos horas antes de servir.

HAMBURGUESA VEGETAL DE JUDÍAS

2 vasos de judías cocidas (azukis, pintas, garbanzos, habichuelas...)
1 zanahoria
½ cebolla laminada
1 cebolla escalonia pequeña
caldo de verduras
1 cucharada de hierbas frescas (hinojo, albahaca, perejil, tomillo, comino, menta y ajo)
½ vaso de arroz integral hervido
pipas de girasol

Preparación

Hacemos un puré con las judías. Añadimos los demás ingredientes. Lo mezclamos y empezamos a hacer forma de hamburguesas. Las horneamos durante 30 minutos a 180 grados. Para servir le va fenomenal el guacamole.

ENSALADA DE CEBADA Y YOGUR

Ingredientes

6 tazas de cebada cocida
4 tazas de rúcula o brotes de soja
queso fresco o queso ricotta
1 taza de almendras tostadas, o una mezcla de semillas / nueces
escasa media cucharadita de sal fina o al gusto
2 tazas de yogur natural fresco y ecológico
ralladura de un limón
1 cucharada de zumo de limón recién exprimido
¼ taza de cebollino y un poco más para servir
2 aguacates maduros, en rodajas finas

Preparación

En un tazón grande ponemos la cebada, rúcula, queso, almendras y la sal. Mezclamos bien. Es posible que tengamos que poner más o menos sal en función de la salinidad del queso. Para hacer una salsa de yogur rápida batiremos el yogur, la ralladura de limón, el zumo de limón, el cebollino y la sal en un tazón pequeño. Esta salsa se puede guardar unos días en la nevera y si se empieza a agrietar solo hay que removerla antes de consumirla. La serviremos cubierta con aguacate, más cebollino y grandes cucharadas de salsa de yogur. Usaremos la mitad en la parte superior y el resto en el lateral.

AZUKIS ESTOFADAS

300 grs de azukis
2 patatas
2 zanahorias
1 puerro (solo la parte blanca)
2 zanahorias
2 trozos de calabaza sin semillas
2 cabezas de ajo
aceite
laurel
sal

Preparación

Ponemos en una olla un poco de aceite con el el ajo, puerro picado y las zanahorias unos cinco minutos, luego echamos las patatas picadas y los trozos de calabaza sin semillas, las azukis y por último el laurel. Echamos agua mineral templada hasta que cubra las azukis. Dejamos unos 50 minutos.

Azukis

Las azukis son legumbres rojas, un poco más pequeñas que las alubias, y sabor dulce. Facilita las digestiones y favorece el desarrollo de la flora intestinal. Protege el corazón y el sistema nervioso y los riñones.

POLLO ESTOFADO DE BERENJENAS

INGREDIENTES

750 grs de berenjenas
1,5 k de pollo cortado a octavos
300 grs de puré de tomate
250 ml de aceite de oliva virgen extra
250 ml de caldo de pollo
2-3 cucharadas de pimentón dulce
½ cucharadita de pimentón picante
3 cebollas medianas
2 dientes de ajo
1 palito de canela
3 tallos de romero
1 hoja de laurel
sal y pimienta negra

Preparación

Lavamos y secamos las berenjenas, las cortamos longitudinalmente en dos. Espolvoreamos con sal y las dejamos «sudar» boca abajo, sobre una rejilla durante 30 minutos. Picamos las cebollas y los ajos y, en una cacerola grande con aceite, sofreímos los trozos de pollo hasta que estén dorados, los sacamos y reservamos. En la misma cacerola, añadimos un poco de aceite y salteamos las mitades de berenjena una vez lavadas y secadas a fuego vivo hasta que estén doradas. Las sacamos sobre un papel de cocina y reservamos. En la misma cacerola echamos la cebolla y sofreímos hasta que esté pochada (transparente), añadimos los ajos picados después agregaremos las dos clases de pimentón mezclándolo todo muy bien con una cuchara, verter unas cucharadas de caldo de pollo y cocer suavemente durante 5 minutos removiendo de vez en cuando para evitar que el pimentón se pegue. Poco a poco vamos echando más caldo y una vez bien mezclados todos los ingredientes incorporamos el puré de tomate, el romero, la canela y el laurel. Seguidamente las berenjenas y el pollo con el jugo que haya soltado. Tapamos la cacerola y dejamos cocer alrededor de 45 minutos a fuego lento. Antes de servir salpimentamos y retiramos el laurel, el romero y la canela.

ESTOFADO DE CEBADA

250 grs de cebada
1 l de agua
2 cebollas cortadas en dados
1 zanahoria cortada en dados
75 grs de guisantes
300 grs de tofu
2 cucharadas de aceite de oliva
sal
perejil fresco picado

Preparación

Ponemos la cebada a remojar la noche anterior. En una sartén con un poco de aceite y una pizca de sal salteamos la cebolla durante 10 minutos. Añadimos el tofu y salteamos durante otros 10 minutos. Añadimos la cebada y el agua donde ha estado en remojo, la zanahoria y una pizca de sal. Cocemos a fuego lento (tapado) durante 45 minutos. Hervimos aparte los guisantes durante cinco minutos. Los lavamos con agua fría y los escurrimos. Añadimos los guisantes y el perejil.

CANELONES DE ALGAS Y ESPINACAS CON PIÑONES

12 láminas para canelones de pasta de espelta
150 grs de espinacas cocidas
100 grs de crema de arroz
30 grs de mantequilla
30 grs de harina de espelta
1 l de bebida de arroz
pimienta negra
nuez moscada
piñones
alga wakame deshidratada. Unos 5-10 trozos
    (viene en cuadritos)

Preparación

Ponemos las algas en un recipiente y las cubrimos con agua caliente durante cinco minutos. Cocemos las algas hidratadas en agua hirviendo durante un minuto. Escurrimos y refrescamos en agua fría. Las volvemos a escurrir y las guardamos.

Preparamos la bechamel:

Fundimos la mantequilla en una cazuela a fuego lento y añadimos la harina. Cocemos sin dejar de remover durante un minuto. Añadimos la bebida de arroz caliente poco a poco. Cocemos durante 10 minutos, sin dejar de remover para que la salsa espese. Añadimos la sal, la pimienta y la nuez moscada. Mezclamos las algas cocidas con las espinacas, la crema de arroz, con la bechamel y los piñones.

Preparamos las láminas de los canelones:

Escaldamos las láminas de pasta de espelta durante dos segundos en agua hirviendo. Escurrimos y refrescamos en agua fría. Extendemos las láminas sobre una superficie plana y repartimos un poco de relleno en cada una de ellas. Las enrollamos dándole forma de canelón y guardamos. Colocamos los canelones en una bandeja de horno. Por encima lo recubrimos con bechamel y lo introducimos en el horno a 180 grados durante 10 minutos. Al emplatar le ponemos por encima más piñones tostados.

En lugar de leche podemos utilizar bebida de arroz o si nos gusta la bechamel más espesa bebida de avena.

ROLLITOS CRUJIENTES DE ALGAS CON ACELGAS Y LANGOSTINOS

INGREDIENTES

20 hojas de pasta de arroz
20 grs de algas deshidratadas
100 grs de acelgas cocidas
100 grs de crema de arroz
100 grs de colas de langostinos
aceite de girasol
salsa de soja
salsa agridulce

Preparación

Ponemos las algas en un recipiente y cubrimos con agua durante cinco minutos. Escurrimos. Cocemos las algas hidratadas durante un minuto en agua hirviendo. Escurrimos y refrescamos en agua fría. Escurrimos y guardamos. Pelamos los langostinos. Cortamos las hojas de acelgas de 1 centímetro. Mezclamos los langostinos pelados, las acelgas, las algas, la crema de arroz y la sal. Guardamos en la nevera. Extendemos las hojas de pasta de arroz sobre una superficie limpia y seca. Repartimos en el centro de cada hoja un poco de relleno. Cerramos como si fuera un sobre, sellándolo muy bien por los lados para que no entre demasiado aceite al freír. Guardamos en la nevera. Calentamos el aceite a fuego medio. Freímos los rollitos en el aceite hasta que estén dorados, evitando que llegue a humear el aceite. Retiramos y ponemos sobre papel absorbente. Servimos los rollitos con la salsa de soja y la salsa agridulce.

CALAMARES RELLENOS DE ESPINACAS

400 grs de espinacas
200 grs de champiñones
100 ml de vino blanco
8 calamares medianos limpios
2 chalotas
3 cucharadas de aceite de oliva virgen extra
harina
nuez moscada
sal
semillas

Preparación

Picamos las aletas y las patas de los calamares en la picadora. Lavamos las espinacas, las secamos y quitamos los tallos más gruesos. Troceamos las hojas. Después de haber limpiado muy bien los champiñones, los picamos. En una sartén con un poco de aceite pochamos las chalotas picaditas, añadimos entonces, las espinacas, los champiñones y los calamares. Tapamos y dejamos cocer a fuego suave, en su propio jugo, durante unos 10 minutos, hasta que todos los ingredientes estén tiernos. Sazonar con sal, un puñado de semillas y un poco de nuez moscada. Si todavía quedara líquido, subimos el fuego para que se evapore totalmente. Rellenamos los calamares con esa mezcla, no demasiado porque al cocer se encogen y pueden reventarse (debe sobrarnos algo de relleno para la salsa), cerramos los calamares con un palillo. Pasamos los calamares rellenos por harina y los freímos hasta que se doren ligeramente. Batimos el relleno sobrante junto con el vino y lo trasladamos a una cacerola grande. Lo ponemos al fuego y dejamos que se reduzca un poco el vino. Agregamos los calamares fritos a esta salsa, tapamos y dejamos cocer a fuego lento unos 10-12 minutos, removiendo de vez en cuando.

Espinacas

Las espinacas dan fuerza a los músculos y protegen la retina. Posiblemente sea la verdura más nutritiva, gran contenido en proteínas. No deben abusar las personas con afecciones renales o reumáticas.

ESPINACAS CON SALSA DE MISO

INGREDIENTES

450 grs de espinacas cocidas y bien escurridas
1 cucharada sopera de miso blanco
1 cucharada sopera de mantequilla de sésamo
agua

Preparación

Ponemos todos los ingredientes en la batidora excepto el agua, que iremos añadiendo poco a poco hasta conseguir una salsa cremosa. Podemos hacer esta receta con zanahorias, calabaza, brócoli, coliflor, etcétera, en vez de espinacas.

PASTEL DE ESPINACAS A LAS HIERBAS

Ingredientes

500 grs de espinacas
300 grs de miga de pan duro
250 ml de caldo de verdura
250 ml de crema de arroz
2 dientes de ajo
1 cebolla picada
4 huevos
2-3 cucharadas de harina
3 cucharadas de perejil picado
3 cucharadas de cebollino
2 cucharadas de perifollo
2-3 cucharadas de
    pan rallado integral
1 cucharadita de sal
aceite de oliva

Preparación

En un bol ponemos el caldo de verduras y en remojo el pan duro desmenuzado. Lavamos las espinacas y quitamos los tallos más duros. Secamos. Prensamos los ajos y mezclamos con la sal. En una cacerola ponemos el aceite y la cebolla, la rehogamos hasta que quede transparente. Añadimos las espinacas hasta que estén tiernas. Precalentamos el horno a 220 grados.

Una vez hechas las espinacas, las ponemos en remojo en el bol del caldo de verdura y echamos ahí también las hierbas picaditas, el ajo con la sal, los huevos batidos, la harina, el pan rallado y la crema de arroz. Mezclamos todo muy bien hasta conseguir una masa homogénea.

Engrasamos con aceite un molde rectangular para bizcochos o pudin y volcamos la masa dejando unos dos centímetros sin llenar para permitir que el pastel suba. Horneamos durante 35-45 minutos y sacamos del horno dejándolo reposar un rato antes de desmoldar.

HÁBITOS QUE HEMOS DE TENER EN CUENTA

- Beber agua es imprescindible y, si no nos gusta, optar por los jugos de verduras, consomés, caldos, estofados...
- También podemos añadir a nuestros yogures semillas de psyllium, una planta que arrastra los deshechos sin irritar. Ya se vende preparada para añadir a los alimentos como el yogur.
- Incluir las remolachas porque alimentan la sangre y depuran el hígado.
- Incluir las frutas deshidratadas como las ciruelas, las pasas y las semillas (de lino, de sésamo, de chía, de girasol, de calabaza...).
- Cambiar los panes blancos por integrales.
- Hacer abdominales y masajearnos la tripa en el sentido de las agujas del reloj.
- Una vez en el baño ponernos un taburete no muy alto para que la flexión de las piernas ayude al intestino a trabajar.
- Respetar los horarios siempre. Hacer una rutina para ir al baño ayuda a que el cuerpo se «organice».

MENÚ SEMANAL TIPO		DESAYUNO
	LUNES	MANZANAS CON GRANOLA
	MARTES	PAN DE CENTENO TIPO ALEMÁN CON ZANAHORIA LAMINADA Y SEMILLAS DE SÉSAMO Y ACEITE
	MIÉRCOLES	PUDIN CON ALMENDRAS
	JUEVES	GALLETAS DE AVENA
	VIERNES	TORTITAS DE AVENA
	SÁBADO	BOL DE CEREALES INTEGRALES
	DOMINGO	PAN DE ESPELTA CON HUMUS DE GUISANTE

COMIDA	CENA
ENSALADA DE CEBADA Y YOGUR. CONSOMÉ	ALBÓNDIGAS DE TOFU. ENSALADA DE REMOLACHA
ENSALADA DE GUACAMOLE Y MAÍZ. ARROZ ROJO CON GUISANTES. INFUSIÓN	PASTEL DE ESPINACAS A LAS FINAS HIERBAS CON PAN INTEGRAL. INFUSIÓN
PASTA DE ESPELTA CON AGUACATE Y SEMILLAS. INFUSIÓN	ARROZ INTEGRAL CON SETAS. INFUSIÓN
ENSALADA DE BERENJENAS Y YOGUR. ESTOFADO DE CEBADA	SOPA DE NABO Y PUERRO. PAN DE AVENA CON SEMILLAS
SALMÓN CON PESTO. CALDO O SOPA	HAMBURGUESA DE JUDÍAS CON GUACAMOLE. INFUSIÓN
ENSALADA DE CHUCRUT. MACARRONES DE ESPELTA CON VERDURAS	COLESLAW. POLLO ESTOFADO CON BERENJENAS. INFUSIÓN
CANELONES DE ESPINACAS Y PIÑONES. INFUSIÓN	ROLLITOS DE SUSHI VEGETAL. SOPA MISO. INFUSIÓN

Epílogo

Como habéis comprobado en este libro os sugiero una serie de menús específicos para atajar cada uno de los problemas que hemos abordado a lo largo de estas páginas. Eso sí, se han de seguir con constancia.

Pero como en todo también toca ser sensato, así que te recomiendo que vayas probando recetas.Algunas te gustarán más, otras menos; algunas te sentarán mejor y otras peor. En cualquier caso, con esta información, tú mismo puedes diseñar tu menú personalizado. Cada persona es distinta, no tiene las mismas necesidades y posee diferentes gustos.

Utiliza los menús como ayuda, no hace falta hacerlos durante un tiempo prolongado y, lo más importante, no te olvides de variar los alimentos. Aquí se habla de unos «pocos», pero todos son los responsables de dar energía y de limpiar tu cuerpo para que tu espíritu se fortalezca.

Quiero terminar el libro dejando claras algunas claves que para mí son básicas y que son muy importantes para alimentarse bien en general:

- Que cada comida sea variada. Hay que variar alimentos. Es importantísimo porque ellos son los responsables de dar energía y limpiar tu cuerpo para que tu espíritu se fortalezca.
- Que nunca falten los buenos aceites.

- Que nunca falten las semillas. De sésamo, de lino, de chía, de calabaza y de girasol, de amapola... Están llenas de nutrientes y energía y se pueden incluir en estofados, pastas, sopas, etcétera.
- Que no falten los hidratos «buenos» (integrales y ecológicos). Ellos son el centro. Son los que regulan y armonizan nuestro cuerpo.
- Que no falten las verduras y hortalizas. Sus minerales harán que todas las piezas encajen.
- Beber agua entre horas. Todas las células viven en un medio acuoso.
- Hay que variar de sabores. Nos acostumbramos muy fácilmente a sabores y nos cuesta mucho cambiar. Es muy importante para no crear desequilibrios energéticos en los órganos.
- Salir a andar y respirar aire puro debería ser obligatorio.

Estos pequeños consejos te ayudarán a alejarte de la tan temida palabra «dieta». Te ayudarán a tener una relación normal con la comida. Una vez que tengas calidad y variedad en los alimentos que le das a tu cuerpo, más preparado estarás y podrás afrontar los retos que se te planteen en la vida y aprenderás a disfrutar todos los momentos con energía. Y serás feliz porque no hay cosa mejor que ser el gestor de tu salud.

¡Que comáis mucho y bien!

El papel utilizado para la impresión de este libro
ha sido fabricado a partir de madera
procedente de bosques y plantaciones
gestionados con los más altos estándares ambientales,
garantizando una explotación de los recursos
sostenible con el medio ambiente
y beneficiosa para las personas.
Por este motivo, Greenpeace acredita que
este libro cumple los requisitos ambientales y sociales
necesarios para ser considerado
un libro «amigo de los bosques».
El proyecto «Libros amigos de los bosques» promueve
la conservación y el uso sostenible de los bosques,
en especial de los Bosques Primarios,
los últimos bosques vírgenes del planeta.

Papel certificado por el Forest Stewardship Council®

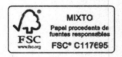